全国高职高专教育护理专业"十二五"规划教材

（供护理、助产等相关专业使用）

精神障碍护理学

主　编　罗劲梅　何俊康

副主编　郭彦丰　黄　路　朱晓英　蒋　渝

编　委　<small>（按姓氏笔画排序）</small>

朱晓英（四川卫生康复职业学院）

吕文艳（南阳医学高等专科学校）

何俊康（乐山职业技术学院）

罗劲梅（四川卫生康复职业学院）

黄　路（湖北职业技术学院）

黄　莹（遵义医药高等专科学校）

郭彦丰（南阳医学高等专科学校）

蒋　渝（岳阳职业技术学院）

董玉洁（乐山职业技术学院）

南京大学出版社

内 容 提 要

本教材共分14章，遵循理论和实践并重的原则，重点介绍了精神障碍护理的基本知识与基本技能，精神科常见疾病（器质性精神障碍、精神活性物质所致精神障碍、精神分裂症、心境障碍、神经症、应激相关障碍、心理因素相关生理障碍）的临床特点和整体护理，儿童、青少年期精神障碍患者的护理，以及精神障碍患者的社区护理。

本教材具有较强的科学性、实用性、指导性和可操作性，可供医学院校护理专业及精神卫生专业教学使用，也可供精神科医护人员临床参考。

图书在版编目（CIP）数据

精神障碍护理学/罗劲梅，何俊康主编.—南京：
南京大学出版社，2014.1(2019.12重印)
全国高职高专教育护理专业"十二五"规划教材
ISBN 978-7-305-12596-6

Ⅰ.①精… Ⅱ.①罗… ②何… Ⅲ.①精神障碍－护
理学－高等职业教育－教材 Ⅳ.①R473.74

中国版本图书馆CIP数据核字(2013)第297761号

出版发行 南京大学出版社
社 址 南京市汉口路22号 邮 编 210093
出版人 金鑫荣

书 名 **精神障碍护理学**
主 编 罗劲梅 何俊康
责任编辑 许斌成 王抗战 编辑热线 010-82893902
审读编辑 陆 燕

印 刷 河北鸿祥信彩印刷有限公司
开 本 787×1092 1/16 印张 11.5 字数 259千
版 次 2014年1月第1版 2019年12月第4次印刷
ISBN 978-7-305-12596-6
定 价 32.00元

网址：http://www.njupco.com
官方微博：http://weibo.com/njupco
官方微信号：njupress
销售咨询热线：（025）83594756

全国高职高专教育护理专业"十二五"规划教材
专家指导委员会

主 任 委 员

刘　斌 　（天津医学高等专科学校教授）

副主任委员（按姓氏笔画排序）

周更苏 　（邢台医学高等专科学校教授）
赵国琴 　（江西护理职业技术学院教授）
谯时文 　（乐山职业技术学院护理系教授）

委　　　员（按姓氏笔画排序）

许三林 　（湖北职业技术学院医学院教授）
孙　洪 　（贵阳护理职业学院副教授）
余　洋 　（宝鸡职业技术学院护理系副教授）
吴　蓉 　（黔南民族医学高等专科学校副教授）
张　欣 　（南阳医学高等专科学校副教授）
杨红芹 　（保山中医药高等专科学校教授）
邹金梅 　（四川卫生康复职业学院副主任护师）
别永信 　（河南护理职业学院副教授）
罗仕蓉 　（遵义医药高等专科学校教授）
钟响玲 　（重庆三峡医药高等专科学校副教授）
桑美丽 　（山西医科大学护理学院副教授）
袁爱娣 　（宁波卫生职业技术学院教授）
常　青 　（皖西卫生职业学院副教授）
章晓幸 　（金华职业技术学院教授）
黄岩松 　（长沙民政职业技术学院医学院教授）
谭燕泉 　（江苏联合职业技术学院南京卫生分院副教授）

随着社会经济的发展及全面建设小康社会目标的逐步实现，广大人民群众对健康和卫生服务的需求越来越高。同时，科学技术的进步和医疗卫生服务改革的不断深入，对护理人才的数量、质量和结构也提出了更高的要求。世界卫生组织对各成员国卫生人才资源统计结果显示，许多国家护理人才紧缺。我国教育部、国家卫生和计划生育委员会等六部委也将护理专业列入了国家紧缺人才专业，予以重点扶持。

高等职业教育具有高等教育和职业教育的双重属性，担负着培养各专业人才和推动社会经济发展的重要使命。为全面提高高等职业教育质量，实现创新型和实践型人才的培养目标，大力推进高等院校教材建设势在必行。为适应当前形势需要，同时为了更好地贯彻落实《国家中长期教育改革和发展规划纲要（2010—2020）》及《医药卫生中长期人才发展规划（2011—2020）》，我们充分挖掘各相关院校优质资源，联合全国多所院校共同研发、策划并出版了全国高职高专教育护理专业"十二五"规划教材。与市场同类教材相比，本套教材具有如下特色及优势：

一、本套教材坚持以就业为导向、以能力为本位的原则，紧密围绕护理岗位人才培养目标，严格遵循"三基五性"要求，结合护士执业资格考试和护理实践编写而成，力求突出护理专业的教学特点，具有较强的针对性、适用性和实用性。

二、本套教材注重知识与技术的前后衔接，将理论与技能有机结合，充分反映了护理领域的新知识、新技术和新方法，体现了教材内容的先进性和前瞻性，力争在适应我国国情的基础上，实现与国际护理教育的接轨。

三、本套教材在内容结构安排方面注重循序渐进、深入浅出、图文并茂，提供了大量临床案例，设置了学习目标、知识链接、课堂讨论、课后习题等特色栏目，以强化"三基"知识，增强学科人文精神，培养学生的临床思维能力和综合职业能力。

教育关系国计民生，关系民族未来，坚定不移地实施科教兴国战略和人才强国战略，克服当前教育中存在的突出问题和困难，推动教育优先发展、科学发展，使教育更加符合建设中国特色社会主义对人才培养的要求，更加符合广大人民群众对教育的殷切期望，更加符合时代发展的潮流，这是我们所衷心期望的。但愿本套教材的出版，能够推动护理专业教学改革步伐，为护理专业人才的培养做出一定贡献。

南京大学出版社

《全国高职高专教育护理专业"十二五"规划教材》

编委会

　　21世纪的精神卫生事业将全面转向生物—心理—社会医学模式，这对精神障碍护理工作提出了更高的要求，跨世纪的精神障碍护理人员应具备各方面的能力。

　　精神障碍护理学是研究对精神障碍患者实施特殊护理的一门专业学科，是高等护理教育中一门重要的主干课程。本教材以现代医学观和健康观为指导，以阐述精神医学的基础理论和精神障碍患者的整体护理为重点，强化以人和健康为中心的护理理念，强调从整体水平看待精神障碍，在编写过程中紧扣全国高职高专教育护理专业"十二五"规划教材的目标与要求，特别重视学生基础理论、基本知识、基本技能的培养。本教材以专业培养目标为导向，以职业核心能力培养为根本，结构简单清晰，内容实用、具体，尽可能保证知识的科学性、先进性、系统性、逻辑性和完整性。

　　全书共分14章，可供30～40学时教学使用。第一章到第三章分别介绍了精神障碍护理学的发展简史、精神障碍的基本知识、精神障碍护理的基本技能，这些内容可以帮助学生理解精神障碍患者及精神障碍护理的特殊性，掌握精神障碍护理的基本知识和技能。第四章和第五章重点介绍了精神障碍患者危机状态的防范与护理及精神障碍患者的常用治疗方法和治疗过程中的护理要点，这些内容可以帮助学生明确精神障碍护理工作中爱心、耐心、细致服务的重要性。第六章到第十三章则详细介绍了临床各种常见的精神障碍，包括器质性精神障碍、精神活性物质所致精神障碍、精神分裂症、心境障碍、神经症、应激相关障碍、心理因素相关生理障碍、儿童及青少年期精神障碍的临床特点及护理程序。这些精神障碍中精神分裂症、心境障碍、焦虑症、强迫症不仅在精神专科医院常见，同时在临床各科和综合医院门诊也频频出现，认真学习与把握其特点及护理要点对精神专科和其他科的护理工作者都很重要。随着中国老龄社会的到来，痴呆患者的护理也成为老年护理的一个重要部分，故本书对此作了详细的介绍。另外，精神活性物质所致精神障碍和应激相关障碍患者也是社会重视和关注的群体，对这些障碍的识别与护理也就日益重要。第十四章讲述了精神障碍患者的社区护理，主要是结合社区精神卫生工作的要求重点介绍如何对社区精神障碍患者进行预防、治疗、康复和社会适应的指导及管理。

由于本教材组织编写的时间紧、任务重，教材中难免有疏漏甚至错误之处，敬请广大读者在使用过程中提出宝贵意见，以利于今后持续改进和提高。

罗劲梅

●●● Contents 目录

第一章　绪　论

🙍 学习目标

1. 掌握精神障碍护理学的概念。

2. 熟悉精神障碍护理学的学科地位、精神障碍护理工作相关的伦理要求、精神障碍护理人员应具备的素质及精神障碍护理工作相关的法律问题。

3. 了解精神障碍护理学发展简史。

第一节　精神障碍护理学概述

一、精神障碍护理学的概念

（一）相关基本概念

1. **精神（psyche）**　又称心理或心理现象，是指人在社会实践和社会活动中，与他人和内外环境发生交互作用而引起的主观活动及行为表现。

2. **精神障碍（mental disorders）**　又称精神疾病，是指在各种生物学、心理学以及社会环境因素影响下，大脑功能失调，导致认知、情感、意志和行为等精神活动出现不同程度的障碍，可伴有痛苦和/或功能损害。例如，阿尔茨海默病患者有典型的认知损害，抑郁症患者有明显的抑郁体验。这些认知、情绪、行为改变会使患者感到痛苦，功能受损或增加患者死亡、残疾等危险性。

3. **精神障碍护理学**　建立在一般护理学基础上的专科护理学，是主要以精神障碍患者为服务对象，应用精神病学和护理学知识与技能，从生物、心理、社会三个方面研究和帮助精神障碍患者恢复健康的一门学科。

精神障碍所致的家庭和社会的疾病负担相当高。2009年10月10日第十三个世界精神卫生日时卫生部发布的数据统计显示，我国精神疾病患者约有1 600万人，还有约600万癫痫患者。根据世界卫生组织的推算，中国神经精神疾病负担到2020年将上升至疾病总负担的四分之一。其中，抑郁障碍预计在2020年左右将上升到所有疾病负担排名中的第二名。

随着社会的发展，人们的生活方式发生了巨大的变化。精神障碍的发病率也逐年攀升。精神障碍患者相对于其他疾病患者有其特殊性，虽然越来越多的研究表明，部分精神障碍具有相应的生物学或者遗传学基础，不再是传统认识上的脑功能性障碍；但是，相对于内、外、妇、儿等临床学科，依靠客观有效的生物医学指标来诊断精神障碍还有一个漫长的过程。

知识链接

10月10日是世界精神卫生日，由世界心理卫生联合会于1992年发起，并经世界卫生组织确定后开始实行。创设世界精神卫生日的目的是，提高公众对精神卫生问题的认识，促进对精神障碍进行更公开的讨论，鼓励人们在预防和治疗精神障碍方面进行投资。

（二）精神障碍护理学的特点

1. 关注患者的心理体验并为其提供必要的心理支持。
2. 强调护患沟通及沟通技巧的运用。
3. 需要深入了解患者的社会、家庭及个人生活的背景；提供健康教育与咨询，切实帮助患者适应后精神障碍生活。
4. 特别重视对患者躯体、攻击、自伤（杀）等风险因素的评估。

二、精神障碍护理学发展简史

精神障碍护理学是伴着精神医学的发展，以及世界政治、经济、宗教、社会文化等因素的转变，而逐渐发展起来的。

上古时代，精神障碍被视为恶魔或咒语的结果。古希腊时代，罹患精神障碍被当作天神对人的惩罚。公元前5—前4世纪，精神病学之父希腊医学家希波克拉底通过解剖，肯定了脑是思维的器官，提出了精神病的液体病理学说。

但直到中世纪（公元3世纪后）依然是精神障碍患者的"黑暗世纪"。18世纪末，欧美一些精神医学者倡导人道主义精神。1793年，法国医生菲力普·比奈尔（Philippe Pinel）被任命为"疯人院"院长的医生，他开始去掉精神障碍患者身上的锁链，把患者从囚禁中解救出来，提倡给精神障碍患者以劳动和人道主义待遇，从而开创了精神障碍护理的先河。

（一）精神障碍护理学发展阶段

1. **精神障碍护理萌芽期** 在1860年南丁格尔创立护理学的基础上，1873年，美国致力于精神障碍护理工作的琳达·理查兹主张精神障碍患者的照顾品质应该和一般内科患者的照顾品质一样完善，制订了相应的精神障碍护理计划，以看管、照顾为主，奠定了精神障碍护理的基础模式。

2．精神障碍护理成长期　1890—1940年，伴随着精神医学的发展，精神障碍护理已由单纯看管照顾患者的日常生活，扩展为观察精神障碍病情并予以详细描述与记录。加之精神障碍治疗学的迅速发展如睡眠治疗、胰岛素休克治疗、电抽搐治疗以及精神外科疗法及心理治疗等治疗方法的出现，对精神障碍护理人员提出了新的要求，即精神障碍护理除具备专业领域知识外，还需具备生理学、心理学等方面的知识。

3．精神障碍护理成熟期　成熟期为1940年至今。二战后，经济社会变迁，精神障碍患者急剧上升，精神障碍护理学也在蓬勃发展。美国护理学家赫得嘉·佩皮劳于20世纪50年代在行为科学和精神科学的基础上发展了人际关系模式，对护患间动态的、互动的关系进行了精辟的描述，对护理实践具有积极的指导意义。其代表作《护理人际关系》被译成9种文字，佩皮劳本人被誉为"精神科护理之母"。

（二）精神障碍护理学发展趋势

1．社区—家庭化护理　精神障碍是一种慢性病，长期住院不利于患者康复，易患住院综合征，导致其社会功能退缩，所以社区—家庭化护理是精神障碍护理发展的必然趋势。

2．开放型护理　让患者自由进出病区是精神科护理发展的必然方向。

3．康复护理　是精神障碍护理发展的重要内容，通过训练患者的生活、学习、工作、社交技能促进患者社会功能的恢复，减少精神残疾的发生。

4．综合性临床护理　是精神障碍护理发展的必然趋势，包括在精神科机构内设立多种学科，精神科临床管理模式多样化、开放化、家庭化、整体化等。

三、精神障碍护理学的学科地位

由于工作生活节奏的加快，社会竞争的不断加剧，以及其他社会因素的影响，精神障碍以及自杀等现象的发生日益频繁。未来，我国各类精神卫生问题会愈加突出。

精神障碍不仅是一个公共卫生问题，也是一个社会问题。精神障碍对我国人民健康的影响越来越严重，并已成为沉重的社会负担。然而，对精神障碍的严重危害性，不仅普通百姓认识不够，就是在一些健康机构或专业医护人员中，也存在着对一些精神问题及其对于公众健康负担的程度估计不足的现象。

现代医学在传统医学治病、延寿的基础上，提倡提高生理功能的同时注重提高心理功能和社会功能，精神障碍护理学正是以此为学科宗旨的。精神障碍护理学属于临床护理学的范畴，它与多学科如心理学、教育学、伦理学、社会学、法学等有密切联系。随着精神医学的发展与其他临床护理学融为一体，其理论体系、学科任务、工作范围与内容等各方面都在发生着巨大的变化。因此，精神障碍护理学的理论与实践在维护和促进人们的精神和躯体健康方面具有不可忽视的重要作用。

第二节　精神障碍护理学的内容及护理人员应具备的素质

一、精神障碍护理学的内容

1. 研究和实施对精神障碍患者科学管理的方法与制度，并在分类分级护理的基础上实施规范化护理。

2. 研究和实施与精神障碍患者的接触技巧，与患者建立良好的治疗性护患关系，以达到最佳护理效果。

3. 研究和实施对精神障碍患者的临床护理技术如治疗护理、生活护理、心理护理、康复护理，帮助患者恢复生活功能和社会功能。

4. 研究和实施社区精神卫生的防治工作，提高全社会的心理健康水平。

二、精神障碍护理人员应具备的素质

在21世纪，生物—心理—社会医学模式对精神障碍护理工作提出了更高的要求，一名合格的精神障碍护理人员应具备各方面的能力。

（一）专业素质

1. 储备多学科知识　护理人员在掌握系统的专业理论知识和实践技能的同时，还应学习与吸收多学科的知识，以便在对精神障碍患者进行护理的过程中正确处理各种问题，使患者得到有效护理。

2. 敏锐的观察力及分析判断能力　在实际工作中，护理人员通过与患者的密切接触，从患者的言行举止、表情等及早辨认出病情变化，及时与医生沟通，迅速做出准确判断和处理，特别是在危机处理的关键时刻。

3. 人际交流与沟通能力　护理人员应具备良好的沟通能力，善于运用沟通技巧，与患者建立良好的治疗性护患关系，最大限度地调动患者的主观能动性，使患者始终保持一个良好的心态。

4. 科研、教育能力　护理人员应具备较强的护理科研能力，因为精神障碍多而复杂，精神障碍护理工作还有很多不完善的地方，需要不断进行研究、补充和发展。同时，还应具有一定的教学能力，能为患者及其家属开展健康教育，宣传普及精神卫生知识。

（二）职业道德素质

1. 尊重患者的人格　这是对精神卫生道德的最基本要求。我国著名精神病专家粟宗华教授曾经说过："内、外科患者的病史是由笔墨写的，而精神障碍患者的病史是由血和泪写的。"这充分说明精神障碍患者的艰辛。作为护理人员应尊重患者、关心患者，对待患者的态度要亲切、和蔼、自然，不应嘲笑、讥讽患者的异常表现，不管患者的症状如何，不能流露出轻视的态度。没有医嘱，护理人员不得随意对患者进行强制性治疗或采取强制性方法约束患者，也不能恐吓、威胁、报复患者。

2．慎独　医务人员的"慎独"修养属于医德范畴之一，它既是一种较高的道德理想，又是一种医德修养方法，即在无人监督、一个人独立处事时，仍然坚持医德信念、遵守医德原则和医德规范。精神障碍护理人员更应加强"慎独"修养，因为精神障碍护理除有护理的严肃性和科学性以外还有其特殊性：患者不自知、不自理、不自控、不合作；精神障碍治疗手段特殊，需要患者长期服用抗精神病药物，且需严密观察其毒副作用；精神障碍患者在住院期间，因多种原因无患者家属陪同，一切的治疗和护理均由护理人员承担，很多护理工作是在一个人独立的情况下完成的。

（三）心理素质

精神障碍护理人员每天所面对的人大都是精神障碍患者，如果没有良好的心理素质和健全的人格，是不能胜任的。良好的心理素质需要乐观积极的人生态度，正确的自我认知与评价，面对生活中的各种遭遇都能进行有效的心理调节，加强自身心理健康知识的学习，提高自身的文化修养及生活情趣，提高自身的心理耐受能力，使自身始终保持在一个心理健康的状态，以稳定的情绪去面对和处理突发的冲动或者意外，出色完成繁忙而紧张的精神障碍护理工作。

第三节　精神障碍护理工作相关的伦理与法律问题

一、精神障碍护理工作相关的伦理要求

（一）基本护理伦理原则

1．自主原则　临床护理工作中部分患者已失去自主选择能力，如昏迷者、婴幼儿、精神障碍患者，通常需要代理人来代表患者行使自主权。

2．有利原则　是指以患者为中心，尽量做对患者有益的事情，避免伤害患者。

3．不伤害原则　是指护理过程中护理工作者要有爱心、耐心、同情心，在患者与自己观点不一致的情况下，坚持对患者的无伤害。

4．公正原则　是指护理人员对不同年龄、性别、身份、地位的患者一视同仁，给予平等公正的护理。

5．知情同意原则　是指患者有权知道自己的病情，所有的护理措施都应该在患者充分了解有关护理措施的全部内容和信息的情况下，得到患者及家属的同意后方能实施。

（二）精神障碍护理特殊伦理原则

精神障碍患者的特殊性决定了对其的特殊伦理要求：

1. 尊重原则　精神障碍患者思维怪异，行为不理智，但他们依然应当受到尊重与保护，并享受与其他患者一样的权利，在护理过程中不可以患者幼稚甚至愚蠢的行为作为笑柄，必须保证患者的人格尊严不受伤害。

2. 保密原则　在尊重患者人格的基础上，要恪守保护性医疗制度的原则，绝不能向任何人泄露患者的隐私。只有在患者隐私与公共利益相冲突时，护士才可在维护隐私与第三者安全和健康中做出抉择。

二、精神障碍护理工作相关的法律问题

（一）精神障碍患者的权利

根据国家相关的法律法规，患者享有生命健康权、自主权、知情权、安全权、隐私权、受尊重权、获取知识权、求偿权、复印病历权等。通常情况下，这些权利不容侵犯，受法律保护。但精神障碍患者发病期间由于大脑功能紊乱，认知能力下降或丧失，属无行为能力的人，其自主权、知情权应相应受到限制，在他拒绝接受治疗、护理时，应优先考虑其生命健康权，医护人员必须说服患者放弃自己的决定，行使干预权，甚至在不得已的情况下进行强制治疗或保护性约束。但应注意强制的原则：一是有利于患者；二是不伤害患者。在这些特殊情况下，医护人员一定要把握好度，否则，可能会涉及法律问题。

（二）精神障碍护理工作中的相关法律问题

1. 损害患者健康权　精神障碍患者不同于其他患者，其知情同意权由监护人代理，住院治疗期间又无监护人陪护，故实施治疗过程中，在患者依从性差的情况下可能损害患者的健康权。

2. 损害患者受尊重权　患者由于大脑功能错乱、认知障碍，会做出一些让常人难以理解的举动，讲一些不合情理的言语，如有的女性躁狂症患者在发病期表现出不正常的言语、行为，遭到护士的歧视、嘲笑、指责、侮辱等，使患者的受尊重权受到损害。

3. 侵害患者隐私权　患者在接受治疗和护理时会透露很多信息，其中涉及患者的隐私，对患者而言袒露心扉有利于疾病的诊断和治疗，如果不注意保密就可能侵犯其隐私。

4. 侵害患者人身权　护理人员出于维护精神病患者安全，消除潜在危险因素的目的而约束患者是受法律保护的，但前提必须是有利于患者，不伤害患者，有利于治疗或康复。如在约束过程中导致患者骨折或其他严重后果，属于技术事故；但若有主观上的故意企图，属严重侵权行为。

5. 忽视患者安全权　精神障碍病房常有意外情况发生，值班护士应按时巡视病房，

严守岗位职责。若没能及时发现自缢患者致其死亡，或因失职造成患者走失并在外发生严重事故等，应追究其法律责任。

6. 侵害患者知情权 精神障碍患者是一特殊的群体，从法律角度讲他们为无行为能力，其权力由监护人代为行使，但在现实中监护人既不陪床，又不能每天见医生、护士，对治疗情况了解甚少。因此，医护人员应详细向监护人介绍治疗风险，使之知情并同意，否则，会侵害患者的知情同意权。

✖ 本章小结

1. 精神障碍护理学是建立在一般护理学基础上的专科护理学，精神障碍护理学的理论与实践在维护和促进人们的精神和躯体健康中具有不可忽视的重要地位。

2. 21世纪的精神卫生事业将全面转向生物—心理—社会医学模式，这对精神障碍护理工作提出了更高的要求，作为一名跨世纪的精神障碍护理人员应具备良好的综合素质如专业素质、专业道德素质及良好的心理素质。在执业过程中，精神障碍护理人员还应该熟悉与精神障碍护理工作相关的伦理原则与法律法规。

✖ 复习思考题

1. 名词解释：精神障碍、精神障碍护理学。
2. 精神障碍护理人员应具备哪些素质？
3. 精神障碍护理工作中的相关法律问题主要有哪些？

第二章　精神障碍的基本知识

学习目标

1. 熟悉精神障碍的病因，包括生物、心理及社会因素。
2. 掌握常见精神症状的概念、临床表现。
3. 了解精神障碍的分类系统。

第一节　精神障碍的病因学

精神障碍的病因学是一个复杂而又十分重要的课题，至今尚未完全阐明，但是经过半个多世纪的大量探索性研究，对精神障碍的发病原因有了进一步的发现，目前较一致的观点是：精神障碍通常不是由单一的致病因素导致，而是与生物、心理和社会三方面的因素有密切相关。

知识链接

一个不正确的观念——"精神疾病都是精神刺激的结果"

人们通常会有一个不正确的观念——"精神疾病都是精神刺激的结果"。一个很显然的事实足以证明这一说法的偏颇：同样遭受失恋的打击，多数人不会出现精神疾病，出现精神疾病的人遭受的失恋事件，多数都是一般人能够处理好的。因此，精神刺激必须和个人的性格与素质结合才可能起到一定的致病作用。也可以说，精神疾病的发生是外在因素和内在因素相互作用的结果，而且更多的时候外因只是条件或者说是"诱因"，内因才是基础。

一、生物因素

（一）遗传因素

人们早就认识到，基因是影响人类和动物正常与异常行为的主要因素。通过家系、双生子和寄养子的研究发现，遗传因素在某些精神障碍的发病中起着重要的作用，如精神分裂症、情感性精神障碍等。在多基因遗传病中，遗传和环境因素的共同作用，决定了某一个体是否患病，其中，遗传因素所产生的影响程度称为遗传度（heritability）。遗传度越高，受环境因素影响就越小，就越容易患病，如精神分裂症遗传度为70%左右，同卵双生子发生精神分裂症的同病率为50%，而异卵双生子仅为10%；寄养子研究发现具有精神分裂症父（母）亲的寄养子患病率明显高于无家族史的寄养子。

（二）器质性因素

感染、躯体疾病、药物或酒依赖、颅脑损伤等均可影响中枢神经系统，引起脑功能障碍或脑器质性病变而导致各种精神障碍。

（三）神经生化因素

研究证明，神经生物化学改变与精神障碍有一定的关系，如精神分裂症患者的多巴胺有过度活动，抑郁症患者可能与脑内去甲肾上腺素及5-HT缺乏有关，而躁狂发作患者去甲肾上腺素过高，孤独症患儿超过30%的全血中存在5-HT水平的升高，更年期后更易发生抑郁症，可能为体内激素不平衡所致。目前，精神障碍的药物治疗原理多是通过改变神经生化递质的活性或量而达到缓解症状的作用，这也充分说明神经生化改变与发病的关系。

（四）年龄和性别因素

年龄和性别虽不是致病因素，但却是某些精神障碍的重要发病条件。①年龄因素：儿童和少年脑功能尚未发育完善，因而容易受到损害，而出现多动症、自闭症等；青春期由于内分泌系统，特别是性发育的逐渐成熟，自主神经不稳定，情绪易波动，对外界应激因素敏感，在遇到生活事件时，容易出现神经症、癔症、强迫症、精神分裂症；脑动脉硬化症、阿尔茨海默病则多发生于中老年时期。②性别因素：某些精神障碍在男性和女性的发生率上有明显的区别，如女性易患抑郁症、癔症、神经症；而男性易患酒精依赖、脑动脉粥样硬化性精神障碍以及反社会人格等。

二、心理因素

（一）性格因素

有研究表明，30%～50%精神分裂症患者在发病前具有分裂性格，具有敏感、多疑、孤僻、不善交往、好幻想、情感冷漠等性格特点。临床上也经常见到许多强迫症的患者病前就具有典型的强迫性格，表现为过分地小心和谨慎、追求完美、刻板固执、经常不合情理地要求他人必须严格按照自己的意愿和方式办事等。

知识链接

易患精神病的四种性格

一是循环性格。这种性格的特点是"一阵风，一阵雨"，有时情绪特别高涨，对人特别热情，有时却一落千丈，兴趣和幻想顿时烟消云散，故称之为"循环性格"。此种性格的人稍有刺激就容易患情感性精神病。

二是癔症性格。这种性格的特点是"好比孩儿脸，一天十八变"，感情波动大，时而悻悻，时而快快，办事草草了事，说话不着边际。这种性格的人遇到强烈的精神创伤和不良刺激后，就会得癔症。

三是分裂性格。这种性格的特点是"风马牛不相及，鸡犬不相往来"，性格内向怪癖，不善交际，平时沉默寡言，思维片面离奇，生活懒散随便，工作消极被动，遇事爱钻牛角尖。这种性格的人遇到挫折后易患精神分裂症。

四是偏执性格。这种性格的特点是"不到黄河心不死，一到黄河死不及"，性格固执倔强、敏感多疑、急躁易怒。喜欢嫉妒和责备他人，使自己孤立于社会、家庭和人群。这种性格多见于男性青年，是偏执型精神病的诱因之一。

（二）心理应激

任何个体都不可避免地会遭遇各种各样的生活事件（life events），这些生活事件常常是导致个体产生应激反应的应激源。其中，恋爱婚姻与家庭内部问题、学校与工作场所中的人际关系常是主要的应激源。社会生活的一些共同问题，如战争、洪水、地震、交通事故、种族歧视等，以及个人的某种特殊遭遇，如身体的先天或后天缺陷，某些遗传病、精神病、难治性疾病，被虐待、遗弃、强暴等也可能成为应激源。

三、社会文化因素

（一）环境因素

自然环境（空气污染、交通拥挤、噪声、生存空间过小）、社会环境（紧张的人际关系、社会动荡、重大变革、物价上涨）可增加心理和躯体的应激，均会导致身心疾病、神经症等精神障碍。

（二）文化因素

社会风俗、民族文化、宗教信仰等也与精神障碍的症状密切相关，会导致与文化相关的精神障碍，如中国、印度、马来西亚等国家的"缩阳症"、日本冲绳岛的"矮奴症（EMU）"、加拿大森林地区的"冰神附体征（Wililge）"等都与当地文化有密切关系；分离障碍、恍惚状态和附体状态在低文化地区较高文化地区要常见得多；精神发育迟滞和癫痫在农村较城市发病率高，而精神分裂症患病率城市明显高于农村等。

（三）移民因素

研究发现，移居陌生地区或避难也会成为精神障碍的发病因素，主要包括环境改变、语言不通、害怕生病、怕遭歧视等诸多适应上的问题。如田村幸雄（1944）调查第二次世界大战期间日本到我国黑龙江的移民，有10％～20％的人出现紧张、焦虑、抑郁、幻听、妄想或自责、自罪等症状。

总之，生物学因素、心理因素和社会文化因素在精神障碍的发病过程中共同起作用，只不过不同的精神障碍起主导作用的致病因素有所不同。如精神分裂症，起主导作用的致病因素为遗传、性格特征等因素；神经症、心因性精神障碍则是心理社会因素起着重要的影响，因此临床分析患者的病因时应注意综合考虑。

第二节　精神障碍的症状学

一、精神症状的概念及特点

精神症状是一组异常的精神活动，它源于大脑功能的障碍，通过个体的外显行为如言谈、书写、表情、动作行为等表现出来。

精神症状一般具有以下特点：①症状的出现不受患者意识的控制；②症状一旦出现，难以通过转移令其消失；③症状的内容与周围客观环境不相称；④症状多带给患者痛苦的体验和不同程度的社会功能损害。

判定某一种精神活动是否正常，一般应从三个方面进行对比分析：①纵向比较，即与其过去一贯表现相比较，精神状态的改变是否明显；②横向比较，即与大多数正常人的精神状态相比较，差别是否明显，持续时间是否超出了一般限度；③结合当事人的心理背景和当时的处境进行具体分析和判断。

精神症状受个体因素和环境因素的影响，都可能使精神症状表现得不典型或出现特定的表现，另外精神症状也不是随时随地都会表现出来的，因此必须进行仔细的观察、反复检查及分析综合才能做出正确的判断。

二、常见的精神症状

（一）感知觉障碍

1. 感觉障碍

（1）感觉过敏（hyperesthesia）：是由于感觉阈值降低导致机体对外界一般强度的刺激感受性增高，如感到室内灯光特别刺眼，正常的关门声特别震耳，轻触皮肤感到疼痛难忍等，多见于神经症、癔症、更年期综合征等。

（2）感觉减退（hypoesthesia）：是由于感觉阈值增高导致机体对外界一般强度的刺激感受性降低，严重时完全不能感知，称为感觉消失（anesthesia），如强烈的刺激只有轻微的感觉，多见于抑郁状态、木僵状态、癔症、意识障碍等。感觉消失见于癔症。

（3）感觉倒错（paraesthesia）：对外界刺激产生不同于正常人或相反的异常感觉，如对冷刺激产生热的感觉，用棉絮轻触皮肤却感觉麻木或疼痛感觉，多见于癔症。

（4）内感性不适（senestopathia）：又称体感异常，是躯体内部产生的各种不舒适或难以忍受的异样感觉，如牵拉、挤压、游走、蚁爬感等。其特点是患者不能明确指出不适的具体部位，可继发疑病观念。此特点应注意与知觉障碍的内脏性幻觉相区别。该症状多见于神经症、精神分裂症、颅脑损伤后所致精神障碍、抑郁状态等。

2．知觉障碍

（1）错觉（illusion）：是对客观事物的歪曲知觉，以错听和错视最常见。正常人在昏暗的光线下或恐惧、暗示的心理状态下，也可以产生生理性错觉，但这种错觉是偶然出现的，经过验证，可很快纠正和消除，如"杯弓蛇影""风声鹤唳""草木皆兵"等心理。病理性错觉常在意识障碍时出现，带有恐怖色彩，如谵妄状态患者把输液瓶上的标签看成是爬动的蜈蚣，把护士手里的针管看成是手术刀等。

（2）幻觉（hallucination）：指在缺乏现实刺激作用于感官时发生的虚幻的知觉体验，也就是某种事物不存在，但患者却能感知其存在的体验。幻觉是精神障碍患者常见而重要的精神症状，常与妄想合并存在。根据知觉体验所涉及的感官，幻觉可分为幻听、幻视、幻嗅、幻味、幻触、内脏性幻觉。

①幻听（auditory hallucination）：是临床上最常见的幻觉。患者可听到单调的或复杂的声音。根据幻听的结构性质可分为言语性幻听和非言语性幻听。非言语性幻听属原始性幻听，如机器轰鸣声、流水声、鸟叫声，多见于脑局灶性病变。言语性幻听最多见，具有诊断意义。言语性幻听声音常比较清晰，可以是个别人也可以是一群人进行谈论，内容复杂多样而不易理解，通常是对患者的斥责、讽刺、嘲笑、赞扬、命令、辱骂等。因此，患者常为之极端苦恼和不安，甚至产生兴奋、激动、自伤或伤人行为。幻听的内容是命令患者做某种事情，如杀人、自伤、打人等，患者常无法违背而遵照执行，为命令性幻听；对患者的行为进行评论，为评论性幻听；也有两个或两个以上的声音在争论，为议论性幻听。言语性幻听最常见于精神分裂症。

🔴 案 例

女，26岁，精神分裂症偏执型。

患者入院后常对医生讲听到空气中传播流言蜚语，说："我（指患者）这个女人不正经，作风不正派，讲我在家炒菜时加盐和糖之类的调味品，是在菜中放'白粉'（海洛因），公安局要来找我，叫我立即离开上海。"

②幻视（visual hallucination）：也是常见的幻觉形式。幻视内容多种多样，从单调的光、色、各种形象到人物、景象、场面等，不一而足。在意识障碍时，幻视多为生动鲜明的形

象，并常具有恐怖性质，多见于躯体疾病伴发精神障碍的谵妄状态。意识清晰状态时出现的幻视常见于精神分裂症。例如，一位精神病患者说："看到我家的房顶上有一闪光的十字架及一具可怕的骷髅头，十字架发出的光在我家中扫来扫去，他们找死亡神和希望女神……"

③幻嗅（olfactory hallucination）：患者可闻到一些难闻的、让人不愉快的气味，如腐败的尸体气味、化学物品烧焦味、浓烈刺鼻让人窒息的气味以及躯体内发出的臭味等。患者坚信所闻到的气味是坏人故意施放的，因而会加强被害妄想，多见于精神分裂症；单一出现的幻嗅，需考虑颞叶癫痫和颞叶器质性损害。

④幻味（gustatory hallucination）：常和其他的幻觉妄想合并出现。如患者尝到食物内有某种特殊的或奇怪的味道，因而拒食，常继发于被害妄想，主要见于精神分裂症。

⑤幻触（tactile hallucination）：也称皮肤与黏膜幻觉。患者感到皮肤或黏膜上有某种异常的感觉，如刀刺感、虫爬感、麻木感等，也可有性接触感，可见于精神分裂症或器质性精神障碍。

⑥内脏幻觉（visceral hallucination）：也称本体幻觉，患者感到躯体某一固定部位或某一脏器产生异常体验，患者能清楚准确地描述这类体验的感受，如感到自己躯体内出现肠扭转、肺扇动、肝破裂、心脏穿孔等。该症状常与虚无妄想、疑病妄想或被害妄想伴随出现，见于精神分裂症、抑郁发作等。

按照幻觉体验的来源分为真性幻觉和假性幻觉。

①真性幻觉（genuine hallucination）：患者体验到的幻觉形象鲜明，如同外界客观事物形象一样，存在于外部客观空间，是通过感觉器官而获得的。患者常叙述这是他亲眼看到的，亲耳听到的，因而常常坚信不疑，并对幻觉做出相应的情感与行为反应。

②假性幻觉（pseudo hallucination）：产生于患者的主观空间，不需要通过感觉器官获得，幻觉形象较真性幻觉模糊，不够鲜明生动。患者往往描述为脑子里听到的声音且捂住耳朵也能听到，或者不用眼睛就能看到脑袋里有人像等。虽然假性幻觉的形象与一般知觉不同，但是患者却往往非常肯定地认为他的确是听到了或看到了，因而对此坚信不疑。临床上假性幻觉较真性幻觉少见。

除上述幻觉外，临床上还可见到一些特殊类型的幻觉，常见的有以下几种：

①功能性幻觉（functional hallucination）：又称机能性幻觉，是一种伴随现实刺激而出现的幻觉。即当某种感觉器官处于功能活动状态时出现涉及该器官的幻觉，特点是正常知觉与幻觉并存。例如，患者在听到钟表的嘀嗒声时，同时听到"打你，打你"的声音。前者是真实存在的声音，后者是幻听，两者同时为患者感知，互不融合。该症状多见于精神分裂症或应激性精神障碍等。

②反射性幻觉（reflex hallucination）：当某一感官受到现实刺激时，出现涉及另一感官的幻觉，如听到广播声音的同时看到播音员的人像站在面前等，见于精神分裂症。

③心因性幻觉（psychogenic hallucination）：是在强烈心理因素影响下出现的幻觉，幻觉内容与心理因素有密切联系，见于心因性精神病、癔症等。

3. 感知觉综合障碍（psychosensory disturbance） 指对事物的整体感知是正确的，但对个别属性，如形状、颜色、大小、距离等产生了歪曲的知觉。临床常见的类型如下：

（1）视物变形症（metamorphopsia）：患者感到周围的人或物体在大小、形状、颜色和体积等方面发生了变化。看到物体的形象比实际增大称作视物显大症（macropsia），如某患者看见护士的鼻子特别大，且呈黑色；视物比实际缩小称为视物显小症（micropsia），如某成年男性患者感到自己睡的床只有童床大小，认为容纳不下自己的身体而坐着睡觉。

（2）空间知觉障碍：患者感到周围事物的距离发生改变，似乎变得接近了或离远了，如视物显近、视物显远。

（3）时间感知综合障碍：患者对时间的快慢出现不正确的知觉体验，如感到时间在飞逝，似乎身处于"时空隧道"之中，外界事物的变化异乎寻常地快；或者感到时间凝固了，岁月不再流逝。

（4）非真实感：患者感到周围事物和环境变得不真实，犹如隔了窗纱看事物，感到周围的一切影像变得不清晰、不鲜明、不生动。例如患者说："我感到周围的东西似乎都变化了，好像隔了一层纱。"该症状多见于神经症、精神分裂症和中毒性或颅脑创伤伴发的精神障碍等。

（5）自身体形感知综合障碍：患者感到自己的躯体或个别部分发生了明显的改变。如感到自己的额头一边高、一边低，因而不断地照镜子，称为窥镜症。

（二）思维障碍

思维障碍临床表现多种多样，主要包括思维形式障碍和思维内容障碍两大类。

1. 思维形式障碍（disorders of the thinking form）　包括思维联想障碍和思维逻辑障碍。

（1）思维奔逸（flight of thought）：又称观念飘忽，表现为联想数量增多、速度加快、内容丰富生动。虽内容丰富，但不能恒定地指向一定的目的，表现为说话滔滔不绝，口若悬河。患者自诉脑子反应快，特别灵活，变得聪明，但往往给人缺乏深思熟虑或信口开河之感，话题极易随环境的变化而快速转换（随境转移），按意义相近的词句转换内容（意联，同义词之间的类似联想或反义词之间的对比联想），或者以同音押韵的词句进行主题变化（音联，相同音韵的词间联想）。该症状见于躁狂发作。

案 例

男，32岁，躁狂症。

医生在检查患者时，问他："看样子你今天很高兴？"患者马上说："我当然很高兴，因为我很聪明，有用不尽的才华。我给你作诗一首吧：白衣战士为人民，人民当家做主人，救人治病是楷模，个个都是好医生……"一会看到护士进来，马上话题一转，"你是日本人，我最恨日本人了，我们要爱祖国、爱人民……"

（2）思维迟缓（inhibition of thought）：是指联想抑制，联想困难、速度减慢、数量减少，表现为言语缓慢、话少声低，反应迟缓。患者感觉脑袋生锈，思考困难，自诉"脑子不灵了"，并为此苦恼、着急，但思维内容能够正确反映现实。该症状多见于抑郁发作。

（3）思维散漫（looseness of thought）：也称思维松弛，指思维的目的性、连贯性和逻辑性障碍。思维活动缺乏主题，东拉西扯，让听者难以理解，不知所云，致使交谈困难，见于精神分裂症早期，严重时出现思维破裂。

（4）思维破裂（splitting of thought）：指在意识清楚的情况下，患者思维联想过程破裂，缺乏内在意义上的连贯性和逻辑性，严重时言语支离破碎，成了词的杂乱堆砌（语词杂拌）。如医生问患者："你叫什么名字？"患者答："我妈叫我来的，冻死空气，你滚掉，睡觉，水流哗哗响，人们都兴高采烈……"患者丝毫不察觉其错误，或给予更荒谬的解释。思维破裂见于精神分裂症，是具有特征性的思维障碍之一。

案 例

男，23岁，精神分裂症。

医生问："你在哪里工作？"患者答："这是多余的问题，卫星照在太阳上，阳光反射到玻璃上，跟着我不能解决任何问题，马马虎虎，捣捣浆糊。"问："你近来好吗？"答："我不是坏人，家中没有房产，计算机病毒是谁捣的鬼，我想回家。"

（5）思维贫乏（poverty of thought）：思维内容减少，词汇贫乏，表现为缺少主动性语言，词穷句短，多为被动、简单的回答，类似电报式语言，如回答"是""不知道"等，常伴情感淡漠，意志缺乏。

（6）病理性赘述（circumstantiality）：即思路障碍，思维活动停滞不前，迂回曲折，联想枝节过多，做不必要的过分详尽的累赘描述，即使在提醒患者注意语言简明扼要的前提下，也无法使他讲得扼要一点，但最终也能讲清问题。该症状常见于癫痫、脑器质性疾病及老年性精神障碍。

案 例

男，45岁，癫痫性精神障碍。

医生询问患者："腿为何行动不便？"患者答："我家住在淅川，那里是山区，那个地方在新中国成立前可苦了，我父母双亡，有一个哥哥在外地当兵，山区不方便，没有交通工具，可我在那里已经住得很习惯了，小时候上学和伙伴们三三两两一起，都是唱着歌曲，不小心从山崖上掉下来了，腿骨折了，慢慢就成了现在这个样子……"

（7）思维中断（blocking of thought）和思维被夺（thought deprivation）：思维中断又称思维阻滞。在无意识障碍、无外界干扰的情况下，患者思维过程突然中断，表现为说话时突然停顿，片刻之后谈话恢复，但往往主题已不是原来的内容。若患者有当时的思维被某种外力抽走的感觉，则称作思维被夺。两者均为精神分裂症的重要症状。

（8）思维插入（thought insertion）和强制性思维（forced thinking）：指在思维过程中患者感到脑子里插入了别人的思想，不受自己意志所支配。若患者体验到强制进入的思想是大量涌现，称为强制性思维（思维云集）。插入的内容往往杂乱无章，且出乎患者意料之外，并迅速消失，对诊断精神分裂症有重要意义。

（9）思维扩散（diffusion of thought）和思维被广播（thought broadcasting）：患者体验到自己的思想一出现，即尽人皆知，毫无隐私可言，感到自己的思想与人共享，为思维扩散。如果认为自己的思想是通过广播而扩散出去，称为思维被广播。两者均为诊断精神分裂症的重要症状。

（10）思维化声（thought hearing）和思维鸣响：患者思考时体验到自己的思维同时变成了言语声，自己和他人均能听到。例如，患者想喝水即出现"喝水！喝水！"的声音。如果患者的体验声音来自心灵之中或脑内，为思维化声，如果体验声音来自外界为思维鸣响。该症状常见于精神分裂症。

（11）病理象征性思维（symbolic thinking）：属于概念混淆，以无关的具体概念代替某一抽象概念，替代后不经患者解释，旁人无法理解。例如，患者把衣服反穿解释为"表里如一"，混淆了"反穿衣服"的具体概念与"表里如一"的抽象概念。该症状见于精神分裂症。

（12）语词新作（neologism）：患者自创一些符号、文字或图形，并赋予特殊的概念，如用"%"代表离婚，用"狮"代表狼心狗肺，多见于精神分裂症青春型。

（13）逻辑倒错性思维（paralogism thinking）：主要特点为推理缺乏逻辑性，既无前提也无根据，或因果倒置，让人感到离奇古怪，违反常理。

案 例

男，24岁，精神分裂症。

医生询问患者："为何不吃肉？"患者解释道："人是由动物进化来的，肉是动物的尸体，所以我不能吃自己的尸体……"

2. 思维内容障碍　包括妄想、强迫观念和超价观念。

（1）妄想（delusion）：是患者在意识清晰状态下出现的病理性歪曲信念，是病态的推理和判断。特点是没有事实依据，但患者却坚信不疑，难以说服，也不能以亲身体验和经历加以纠正。妄想的内容均涉及患者本人，与个人利害有关，常有浓厚的时代背景色彩，内容因文化背景和个人经历而有所不同。

妄想按其发生的背景可分为原发性妄想（primary delusion）和继发性妄想（secondary delusion）。①原发性妄想：是突然发生，内容不可理解，找不到任何心理原因的妄想。原发性妄想多见于急性起病的精神分裂症，是重要的诊断依据。②继发性妄想：是指继发于其他心理过程障碍的妄想，如继发于错觉、幻觉、情绪低落或高涨时出现的妄想，或在某些妄想基础上产生另一种妄想等。该症状见于多种精神障碍。

妄想按其涉及的内容分为：

①被害妄想（delusion of persecution）：临床上最常见的妄想，患者无中生有地坚信自己被某人或某个集团进行了跟踪、监视、诽谤、陷害，对自己或者家人产生了威胁和伤害，如饭里下毒、身体植入了电子芯片等。该症状见于精神分裂症偏执型。

案例

男，45岁，精神分裂症偏执型。

患者4年前开始觉得脑子不好，注意力不集中，常失眠。他认为这是别人"暗害"自己的结果。妻子或别人搬动花盆、家具等动作，患者认为是故意刺激他的。吃饭发现筷子上有个黑点，就认为是有人放毒，还认为有人在饭里放了"原子粉"。患者虽然没见过什么是"原子粉"，但吃饭后就感到胃里难受，头背发麻、发凉，即认为是"原子粉"的作用。

②关系妄想：又称牵连观念，患者将环境中与他无关的事物都认为与他本人有关。例如，坚信周围人的谈话内容是针对他，甚至广播、报纸上的文章都是别有用心地针对他的，常与被害妄想交织在一起，见于精神分裂症。

案例

女，40岁，精神分裂症偏执型。

患者住院病情好转后，对医生描述当时的情况："我每次进到班级，还没坐好，就看见几个同学在议论我，虽然听不清她们说的内容，但我相信她们是在说我，并且指桑骂槐、讽刺我，我哭了，她们来问我哪里不舒服，我认为她们是故意在嘲笑我。在过马路时，看见马路上写的标语'不能让小孩过马路'，我认为就是针对我说的。"

③夸大妄想：多发生在情绪高涨时，患者对自己各方面的能力均给予过高的评价，如认为自己是伟大的发明家，有至高无上的权力和大量的财富，是名人后裔等。内容常受患者生活环境、文化及经历的影响而不同。该症状多见于躁狂发作和精神分裂症。

案例

男，32岁，躁狂发作。

患者称自己最帅，有好多女朋友，家产超过了10亿，不仅有钱，并且有非凡的智力，完全可以胜任国家领导人的职务，国家主席和重要的领导都接见过他。

④罪恶妄想（delusion of guilt）：又称自罪妄想。患者毫无根据地坚信自己犯了某种严重的错误和罪行，且不可饶恕、死有余辜，应受到严厉的惩罚，因而多次到公安机关自首，要求劳动改造或认为自己罪孽深重要求死刑，但又说不出自己有什么犯罪内容。该症状多见于抑郁发作和精神分裂症。

⑤疑病妄想（hypochondriacal delusion）：患者毫无根据地坚信自己患了某种严重疾病或不治之症，四处求医，即使通过一系列的详细检查和医学验证都不能纠正。此类妄想可在幻触或内感性不适的基础上产生。例如，患者认为"脑内长有肿瘤，拍片子虽

然没有拍到，但是已经转移到全身"等，严重时认为"自己内脏腐烂了""脑子变空了""肺已经不存在了"，称之为虚无妄想（delusion of negation）。该症状多见于精神分裂症，更年期及老年期精神障碍。

⑥钟情妄想（delusion of love）：患者坚信某异性对自己产生了爱情，因此会采取相应的行为去追求对方，即使遭到对方严词拒绝也深信不疑，而认为对方在考验自己对爱情的忠诚，仍旧反复纠缠，多见于精神分裂症。

⑦嫉妒妄想（delusion of jealousy）：患者在没有任何事实根据的情况下坚信自己的配偶有外遇，因此采取跟踪、监视配偶，私自查看配偶的信息，检查配偶的衣服等方式寻找对方出轨的证据，甚至出现伤害配偶的行为。该症状多见于精神分裂症、老年痴呆症等。

🔴 案 例

女，35岁，精神分裂症偏执型。

患者夫妻感情一直很好，半年来坚信丈夫有外遇，认为他和单位里的同事有染，丈夫一出门就尾随其后，有时到丈夫单位察看，看到丈夫和女同事谈话，就非常气愤，说他们在谈情说爱；后来也怀疑丈夫和自己的母亲有暧昧关系，虽然找不到证据，但坚信自己的爱人不忠。

⑧物理影响妄想（delusion of physical influence）：也称被控妄想，患者觉得自己的精神活动（言语、思维、情感、意志行为等）受到某种外界力量的干扰、控制、操纵（如电脑、电磁波等）或认为由外力刺激自己的躯体，产生了种种不舒服的感觉，甚至认为自己的血压、呼吸、睡眠等都是受外力操纵或控制的。该症状多见于精神分裂症。

⑨思维被洞悉感（experience of being revealed）：又称内心被揭露、读心症（mind reading）。患者认为自己心中所想的事，未经语言文字表达就被人知道了，虽然患者不能描述别人是通过什么方式知道的，但确信已经尽人皆知。该症状常与关系妄想或其他幻觉等同时存在，对诊断精神分裂症具有重要意义。

🔴 案 例

女，21岁。

患者认为有人在她身上安装了特殊装置，她想的事情，别人都知道："这是因为我身上的电波把脑子里想的事告诉了别人；我心里想那个人真坏，他就用不满的眼光看我。"

（2）强迫观念（obsessive idea）或强迫性思维：指在患者脑中反复出现的某一概念或相同内容的思维，明知没有必要，但又无法摆脱，表现为①反复回忆（强迫性回忆）；②反复思索无意义的问题（强迫性穷思竭虑）；③脑中总是出现一些对立的思想（强迫性对立思维）；④总是怀疑自己的行动是否正确（强迫性怀疑）；⑤反复联想一系列不会发生的不幸事件（强迫联想）。强迫性思维常伴有强迫动作，见于强迫症。它与强制性思维不同，前者明确是自己的思想，反复出现，内容重复；后者体验到的思维是异己的。

（3）超价观念（overvalued idea）：是指由某种强烈情绪加强了的，并在意识中占主导地位的观念。其发生一般均有事实根据，由于有强烈的情感色彩，患者对某些事实做出超出寻常的评价，因而明显地影响患者的行为。超价观念的形成有一定的性格基础和现实基础，内容与切身利益有关，比较符合客观实际，往往出于强烈的情感需要。如坚信已故子女并未死去等，多见于人格障碍和心因性障碍。

（三）注意障碍

1. 注意增强（hyperprosexia） 为主动注意增强，如存在被害妄想的患者过分注意别人的一举一动和周围环境。

2. 注意减弱（hypoprosexia） 为主动及被动注意的兴奋性减弱，注意的广度缩小，稳定性也显著下降，多见于神经衰弱、脑器质性精神障碍。

3. 注意涣散（aprosexia） 为主动注意力不集中，如即使看了很长时间的书，就像没读过一样，不知所云。多见于神经衰弱、精神分裂症以及儿童多动综合征。

4. 注意转移（transference of attention） 主要表现被动注意的显著增强而使主动注意不能持久，注意稳定性降低，很容易受外界环境的影响而注意的对象不断转换，可见于躁狂发作。

5. 注意狭窄（narrowing of attention） 指注意范围的显著缩小，当注意集中于某一事物时，不能再注意与之有关的其他事物，见于意识障碍或智能障碍患者。

（四）记忆障碍

1. 记忆增强（hypermnesia） 是病理性记忆增强，表现为对过去已经遗忘了的，久远的经验或根本记不起来的事情，竟回忆了起来，多见于躁狂发作和偏执状态的患者。

2. 记忆减退（hypomnesia） 较多见，可见记忆的四个基本过程普遍减退。轻度记忆减退表现为近记忆减退，如记不起刚见过面的人、刚吃过的饭，多见于神经衰弱和正常的老年人；严重时远记忆也减退，如忘记了自己的经历，多见于重度痴呆患者。

3. 遗忘（amnesia） 也称为"回忆的空白"，指以往的经历部分或全部地不能回忆。遗忘不是记忆的减弱，而是记忆的丧失，一段时间的经历全部丧失称作完全性遗忘，仅是部分经历或部分事件不能回忆称作部分性遗忘。

根据遗忘所涉及的时间段可分为：①顺行性遗忘（anterograde amnesia）：即紧接着疾病发生以后一段时间的经历不能回忆，遗忘的时间和疾病同时开始，如脑震荡、脑挫伤的患者；②逆行性遗忘（retrograde amnesia）：指回忆不起疾病发生之前某一阶段的事件，多见于急性脑外伤、脑卒中发作后；③心因性遗忘（psychogenic amnesia）：由沉重的创伤性情感体验引起，通常与这一阶段发生的不愉快事件有关，多见于癔症，又称为癔症性遗忘。

4. 错构（paramnesia） 是记忆的错误，患者对过去曾经经历过的事件，在发生的时间、地点、情节等细节，特别是在时间上出现错误回忆，且坚信不疑，并予以相应的情感反应，多见于老年性、动脉硬化性、脑外伤性痴呆和酒精中毒性精神障碍。

5. 虚构（confabulation）　是指由于遗忘，患者对不能回忆的缺损部分用想象的、未曾亲身经历过的事件来填补。虚构的内容常常变化，生动，带有荒诞色彩，且容易受暗示的影响。该症状多见于各种原因引起的痴呆。

（五）智能障碍

智能障碍是指由于致病因素导致的智能损害，可分为精神发育迟滞和痴呆两大类。

1. 精神发育迟滞（mental retardation）　指先天、围生期、生长发育成熟（18岁以前）以前，由于各种致病因素致使大脑发育不良或受阻碍，智能发育停滞在一定阶段，随年龄增长其智力水平明显低于正常的同龄人。

2. 痴呆（dementia）　是各种致病因素引起的脑器质性病变，从而导致记忆、智力和人格障碍的一组综合征。主要表现为患者创造性思维受损，抽象、理解、判断、推理能力下降，记忆力、计算力下降，后天获得的知识丧失，因此往往做出错误的判断和推理，工作和学习能力下降或丧失，甚至生活不能自理，并伴有精神症状，如情感淡漠、行为幼稚及本能意向亢进等。根据大脑病理变化严重程度的不同，痴呆可分为全面性痴呆和部分性痴呆。

（1）全面性痴呆：智能全面减退，并有人格改变、定向力障碍、自知力缺乏，如阿尔茨海默病。

（2）部分性痴呆：只产生记忆力减退，理解力削弱、分析综合困难等，人格保持良好，定向力完整，有一定自知力，如脑外伤及血管性痴呆的早期。

（六）情感障碍

情感障碍通常表现为三种形式，即情感性质的改变、情感波动性的改变及情感协调性的改变。

1. 情感性质的改变

（1）情感高涨（elation）：是一种病态喜悦，表现为不分场合过分地快乐，如表情丰富生动、动作增多、语音高昂、眉飞色舞，对一切事物都非常乐观、感兴趣，这种喜悦与周围环境和患者的内心体验协调一致，易引起周围人共鸣，往往与思维奔逸、活动增多同时出现，多见于躁狂发作。

（2）情感低落（depression）：指负性情感的增强，表现为与处境不相称的表情忧愁、情绪低沉。言语动作减少，整日愁眉苦脸，甚至自罪自责，大有度日如年、生不如死之感，严重时可导致自杀，常伴有思维迟缓、言语及动作减少，多见于抑郁发作。

（3）欣快（euphoria）：欣快表面上与情感高涨非常相似，患者也经常表现得乐呵呵的，似乎很满足和幸福，但这种情绪与周围环境不协调，缺乏内心体验，表现为呆傻、愚蠢等，患者自己也说不清高兴的原因，难以引起周围人的共鸣。该症状多见于脑动脉硬化性精神病、阿尔茨海默病及醉酒状态。

（4）焦虑（anxiety）：是指在缺乏相应的客观因素或充分依据下，患者表现为顾虑重重、紧张恐惧，以致搓手顿足，惶惶不可终日，似有大祸临头，常伴有心悸、出汗、手抖、尿频等自主神经功能紊乱症状。

（5）恐惧（phobia）：是指面临不利的或危险处境时出现的情绪反应，临床表现为紧张、害怕、提心吊胆，伴有明显的自主神经功能紊乱症状，如心悸、气急、出汗、发抖、大小便失禁等。恐惧的内容很多，如怕锐利物件、怕空旷的广场、怕脏、怕感染、怕动物甚至动物皮毛等，可见于恐怖性神经症、儿童情绪障碍等。

2．情感波动性的改变

（1）情感不稳：表现为情感反应极易变化，从一个极端波动至另一极端，显得喜怒无常、变幻莫测，多见于癔症、脑器质性精神障碍。

（2）情感淡漠（apathy）：指对外界刺激缺乏相应的情感反应，即使能引起正常人极大悲伤或高度愉快的事件，如生离死别、久别重逢等，其也无动于衷，见于慢性精神分裂症、脑器质性精神障碍。

（3）易激惹（irritability）：极易因小事而引起较强烈的情感反应，主要表现为易怒，持续时间一般较短暂，常见于人格障碍、神经症、躯体性（如甲状腺功能亢进）精神病。

3．情感协调性的改变

（1）情感倒错（parathymia）：患者对于外界刺激产生的情感反应与思想内容不相协调，如遇到伤心的事反而表现喜悦，遇到高兴的事反而痛哭流涕，多见于精神分裂症。

（2）情感幼稚（emotional infantility）：指成人的情感反应如同小孩，变得幼稚，缺乏理性控制，反应迅速、强烈而鲜明，见于癔症、人格障碍或痴呆患者。

（七）意志障碍

常见的意志障碍有：

1．意志增强（hyperbulia） 病理性意志活动增多。在病态情感或妄想的支配下，患者持续坚持某些行为，表现出极大的顽固性。如躁狂患者对其周围的一切都感兴趣，因而什么都去参加或进行干涉，或夜以继日地从事无效的发明创造。

2．意志减弱（hypobulia） 病理性意志活动减少，患者表现出动机不足，对任何事都不感兴趣，意志消沉、工作学习非常困难、生活懒散、做事不能持久或觉得做什么都没意义。患者还能意识到自身的这些变化，与思维迟缓、情感低落构成抑郁发作的"三主症"。

3．意志缺乏（abulia） 患者对任何活动均缺乏动机，呈现"无欲"的状态。生活处于被动状态，处处需要别人督促和管理，严重时本能的要求也没有，行为孤僻、退缩，整日呆坐或卧床，而患者意识不到他是不正常的。临床上常与思维贫乏、情感淡漠同时出现，是精神分裂症的常见基本症状之一。

4．意向倒错（parabulia） 患者的意向要求与一般常情相违背或为常人所不允许，以致患者的某些活动使人感到难以理解，如吃常人不吃的东西，如肥皂、草木、虫粪等（又称异食症）。该症状见于精神分裂症青春型和偏执型。

5．矛盾意向（ambitendency） 表现为对同一事物，却同时出现两种完全相反的意志活动，患者对此不能察觉，因而从不主动纠正，如碰到朋友时，一面想去握手，一面却把手马上缩回来，多见于精神分裂症。

（八）动作与行为障碍

1. 精神运动性兴奋（psychomotor excitement） 主要表现为动作和行为的明显增多。依据动作和行为与精神活动和环境的协调性，该症状可分为协调性精神运动性兴奋与不协调性精神运动性兴奋。

（1）协调性精神运动性兴奋：指患者言语动作的增加与其思维、情感活动一致，与现实不脱节，容易理解，可引起他人的共鸣，常见于躁狂发作。

（2）不协调性精神运动性兴奋：指患者言语动作的增加与其思维、情感活动不一致，动作无目的，与现实脱节，因而令人难以理解，常有突然冲动行为，多见于精神分裂症青春型、紧张型以及谵妄患者。

2. 精神运动性抑制（psychomotor inhibition） 指整个的精神活动减少，表现为患者的言语动作迟缓和减少。

（1）木僵（stupor）：是患者言语、动作和行为完全抑制或显著减少，并经常保持一种固定姿势。轻度木僵称作亚木僵状态，表现为问之不答、唤之不动、表情呆滞，但在无人时能自动进食，能自动大小便，见于严重抑郁发作、反应性精神障碍及脑器质性精神障碍。严重时患者不语、不动、不吃、不喝，不吐唾液、不排二便，面部表情固定，对外界刺激无任何反应的"八不"状态，外表如同泥塑木雕的塑像，称为紧张性木僵（catatonic stupor），如不予治疗，可维持很长时间，多见于精神分裂症。

（2）蜡样屈曲（waxy flexibility）：是在木僵的基础上出现的，患者的肢体任人摆布，即使是不舒服的姿势，也可维持很长时间，似蜡塑一样。如将患者头部抬高，患者也不动，可维持很长时间，好似枕着枕头的姿势，称之为"空气枕头"。此时患者意识清楚，对外界变化能感知，病好后能回忆，只是不能抗拒，见于精神分裂症紧张型。

3. 违拗症（negativism） 患者对别人对他提出的要求没有相应的反应，甚至加以抗拒。患者的行为反应与他人的要求完全相反时称作主动违拗（active negativism），例如让其张嘴时患者反倒将嘴紧闭。患者对他人的要求一概加以拒绝，称作被动违拗（passive negativism）。该症状多见于精神分裂症紧张型。

4. 刻板动作（stereotyped act） 指患者机械刻板地反复重复某一单调的动作，常与刻板言语同时出现，多见于精神分裂症紧张型。

5. 模仿动作（echopraxia） 指患者无目的地模仿别人的动作，常与模仿言语同时存在，见于精神分裂症紧张型。

（九）意识障碍

意识障碍可表现为环境意识障碍和自身意识障碍两种。

1. 对周围环境的意识障碍

（1）嗜睡（drowsiness）：意识清晰度轻微下降，在安静环境中处于嗜睡状态，刺激后可立即清醒，能正确简单交谈或动作，可在刺激消失后又睡去，浅反射存在，如吞咽、角膜反射等。

（2）意识混浊（confusion）：意识清晰度轻度受损，患者反应迟钝、思维缓慢，注意、记忆、理解都有困难，有周围环境定向障碍，能回答简单问题，但对复杂问题则茫然不知所措，此时吞咽、角膜、对光反射尚存在，可出现原始动作如舔唇、伸舌、强握、吸吮和病理反射等。

（3）昏睡（sopor）：意识清晰度水平较前者更低，患者对一般刺激没有反应，只有强痛刺激才能引起防御性反射，如压眶时，可引起面肌防御反射，此时角膜、睫毛等反射减弱，对光反射仍存在，深反射亢进，病理反射阳性，可出现不自主运动及震颤。

（4）昏迷（coma）：意识完全丧失，任何刺激均不能引起反应，吞咽、防御，甚至对光反射均消失，可引出病理反射，多见于严重的脑部疾病及躯体疾病的垂危期。

（5）梦样状态（oneiroid state）：指在意识清晰度降低的同时伴有梦样体验。患者外表看似清醒，可沉浸其中数日到数周，与周围环境丧失联系。该症状可见于精神分裂症紧张型与感染中毒性精神病。

（6）梦游症（somnambulism）：又称睡行症，指患者处于一种睡眠到觉醒的过渡状态，表现为在入睡后1～2小时突然起床，进行一些简单、无目的的动作，如拖地、到室外徘徊等，时间持续数分钟到数十分钟，再回到床上安静入睡，醒后无记忆。该症状多见于癫痫、癔症。

（7）昼游症（fugue）：旧称神游症，指患者在白天处于一种睡眠到觉醒的过渡状态，无目的地外出漫游或到外地旅行，进行简单的生活，一般持续数小时或数天，有时更长，常突然清醒，对发作中的经历有不同程度遗忘。该症状多见于癔症。

2. 自我意识障碍

（1）人格解体（depersonalization）：是对自身的不真实体验，丧失了"自我"，不能察觉本人的精神活动或躯体的存在，认为自己是空虚的、不属于自己的，见于颞叶癫痫、精神分裂症、神经症等。

（2）双重人格（dual personality）和多重人格（multiple personality）：患者在同一时间表现为两个或多个完全不同的人格，每个人格有各自的身份、言语、思想、行为，见于癔症或精神分裂症。

（3）交替人格（alternating personality）：同一患者在不同时间内表现为两种完全不同的人格，在不同时间内交替出现，多见于分离性障碍，也见于精神分裂症。

（十）自知力

自知力（insight）又称领悟力或内省力，是指患者对自己精神障碍的认识和判断能力。自知力缺乏是精神病特有的表现。当精神症状开始时，患者的自知力尚保存，随着病情的进展，患者往往对自己的精神症状丧失判断力，否认自己是患者，并拒绝治疗；随着病情的好转，自知力也逐渐有所恢复。临床上将有无自知力及自知力恢复的程度作为判定病情轻重和疾病好转程度的重要指标。自知力完整是精神病病情痊愈的重要指标之一。

（十一）定向力

定向力（orientation）是指一个人对时间、地点、人物以及自身状态的认识能力。前者称为对周围环境的定向力，后者称为自我定向力。

定向障碍（disorientation）是指患者对环境或自身状况的认识能力丧失或认识错误，一般见于脑器质性疾病，往往也是意识障碍的一个重要标志，但有定向力障碍不一定有意识障碍，如航海遇难者流落到陌生的地方，虽无意识障碍，但暂时丧失空间定向力。

精神分裂症的患者也可出现对人物、地点的定向障碍，一般与精神症状有关。若患者认为自己同时身处两地，称之为双重定向，是精神分裂症特征性的表现。如患者声称他在医院，同时又说他在监狱内，或认为这里表面上是医院而实际上是监狱等，这两种不同的判断，其中之一往往是正确的，而另一个则是错误的。

三、常见精神障碍综合征

精神疾病的症状常常不是孤立存在的，而是相互联系，以一组症状组合成某些综合征或症候群同时出现的。这些症状对诊断多无特异性，同一状态可见于不同病因所致的疾病。常见精神障碍综合征如下：

1. 兴奋状态（excitement state） 作为精神病理学术语，"兴奋"一词表示精神活动整体水平的过高或者过剩，主要表现为思维联想过程加快、情感活跃、意志行为增多。协调性精神运动性兴奋表现为思维奔逸、自我评价过高、情感高涨、意志增强，多见于躁狂状态；不协调性精神运动性兴奋表现为思维散漫甚至破裂、情感躁动不安、言语和行为杂乱无章，多见于精神分裂症青春型。

2. 抑郁状态（depressive state） 抑郁状态表现为情感低落、兴趣缺乏、思维迟缓、自卑自责、悲观厌世、言语减少、动作缓慢，多见于抑郁发作。

3. 妄想状态（delusive state） 妄想状态以妄想为主要表现，内容可以是被害、夸大、疑病、钟情等，可伴有幻听及相应的情感与行为变化，多见于妄想性障碍和精神分裂症。

4. 奥赛罗综合征（Othello syndrome） 本征又称病理性嫉妒综合征，以坚信配偶不贞的嫉妒妄想为核心症状，多具有偏执型人格障碍的基础。患者以许多似是而非的证据证明其配偶另有新欢，为此反复侦察、盘问、跟踪、拷打。症状可持续数年，患者可能发生攻击行为，甚至杀死配偶，犹如莎士比亚描述的奥赛罗一样。该症状多见于妄想性障碍。

5. 精神自动症综合征（psychic automatism syndrome） 本征在意识清晰的状态下出现假性幻觉、被控制感、思维被洞悉感、强制性思维及系统化的被害妄想、影响妄想等。本综合征的典型表现是患者感到不能控制自己的精神活动，而是由外力影响和控制。该症状多见于精神分裂症偏执型。

6. 紧张症候群（catatonia） 本征表现为木僵、违拗、被动服从、蜡样屈曲、作态，以及刻板言语、刻板动作等，有时又表现为突发的兴奋、冲动行为。见于精神分裂症紧张症型。

7. 衰退状态（deterioration） 本征以思维贫乏、情感淡漠、意志缺乏为核心症状，表现为言语简单、面无表情、生活懒散、无欲无求。认知功能可以有各式各样的缺陷，但不是痴呆，在临床症状中也不占突出地位。该症状见于精神分裂症单纯型或其他型的衰退期。

8. 强迫状态（obsessive state） 本征以强迫思维、强迫意向或强迫动作为主要表现，重复无意义的思想、要求和行动，内心痛苦，希望摆脱却欲罢不能，见于强迫性障碍。

9. 柯萨可夫综合征（Korsakov syndrome） 本征又称遗忘综合征，表现为近事遗忘、错构、虚构和定向障碍，多见于慢性酒精中毒性精神障碍、颅脑外伤后精神障碍及其他脑器质性精神障碍。

第三节 精神障碍诊断分类学

一、精神障碍的诊断标准

精神障碍时患者表现出的异常行为或症状通常没有特异性，例如抑郁症状，可以在多种精神障碍中出现，如抑郁可以是精神分裂症的症状之一，也可以是心境障碍的症状之一。有相同的症状，并不等于是相同的障碍类型，病因不同，治疗方法也不相同。因此，制定统一的精神障碍诊断标准意义重大。

目前采用的诊断标准主要依靠精神症状间的组合、病程的演变、病情的严重程度及预后等特点，遵循病因病理学分类和症状学分类兼顾的原则进行。诊断标准包括内涵标准和排除标准两个主要部分，内涵标准又包括症状学、病情严重程度、功能损害、病期、特定亚型、病因学等指标，其中症状学指标是最基本的，又分必备症状和伴随症状。

二、精神障碍的分类体系

精神疾病的分类是将各种复杂的精神症状和临床现象，以一定的标准和目的给予分类和整理，根据症状的发生、临床特点、病程和转归的内在规律性，将各种精神症状组合为不同的症状群（综合征），并将其标定为特定的精神障碍。目前，精神病医学使用的精神障碍分类系统有三种。

（一）国际精神障碍分类系统

WHO公布的《疾病和有关健康问题的国际统计分类（International Statistical Classification of Diseases and Related Health Problems，ICD）》，简称国际疾病分类，目前已出版到第10版（1992年），简称ICD-10，包括所用疾病的分类。第5章是关于精神和行为障碍的分类，主要类别如下：

F00～F09 器质性（包括症状性）精神障碍（含痴呆）；
F10～F19 使用精神活性物质引起的精神及行为障碍（含酒、药物依赖）；
F20～F29 精神分裂症、分裂型障碍和妄想性障碍；
F30～F39 心境（情感）障碍；
F40～F49 神经症性、应激相关的及躯体形式的障碍（含焦虑、强迫和分离性障碍等）；
F50～F59 与生理紊乱和躯体因素有关的行为综合征（含进食障碍、睡眠障碍、性功能障碍）；

    F60～F69　成人人格和行为障碍；

    F70～F79　精神发育迟缓（智力障碍）；

    F80～F89　心理发育障碍［弥漫性发育障碍（含孤独症）、言语和语言发育障碍、学习技能发育障碍等］；

    F90～F98　通常在童年和青少年期发病的行为和情绪障碍（多动性障碍、品行障碍、抽动障碍等）；

    F99　未特指的精神障碍。

（二）美国精神障碍分类系统

美国的精神障碍分类系统称为《精神障碍诊断与统计手册》（Diagnostic and Statistical Manual of Mental Disorders，DSM），是由美国精神障碍学会在1952年开发和修订的，2013年5月第5版修订完成。DSM系统将精神障碍分为17大类：

  1. 通常在儿童和少年期首次诊断的障碍；

  2. 谵妄、痴呆、遗忘及其他认知障碍；

  3. 由躯体情况引起、未在他处提及的精神障碍；

  4. 与成瘾物质使用有关的障碍；

  5. 精神分裂症及其他精神病性障碍；

  6. 心境障碍；

  7. 焦虑障碍；

  8. 躯体形式障碍；

  9. 做作性障碍；

  10. 分离性障碍；

  11. 性及性身份障碍；

  12. 进食障碍；

  13. 睡眠障碍；

  14. 未在他处分类的冲动控制障碍；

  15. 适应障碍；

  16. 人格障碍；

  17. 可能成为临床注意焦点的其他情况。

美国DSM诊断系统提出了五轴诊断，从生物、心理、社会三个方面整体地做出判断。

第Ⅰ轴：精神症状，可能为临床关注焦点的其他状况，用来报告各种疾患或状况，但人格疾患及智能低下除外。常见的第Ⅰ轴通常包括抑郁、焦虑、双相障碍、多动症、精神分裂症等。

第Ⅱ轴：人格障碍及智力障碍。第Ⅱ轴通常有偏执型人格障碍、分裂型人格障碍、反社会型人格障碍、精神发育迟滞。

第Ⅲ轴：躯体状况，以多种方式表现出与精神障碍具有相关性。

第Ⅳ轴：可能影响精神障碍的诊断、治疗及预后的心理、社会或环境问题。

第Ⅴ轴：对患者社会功能之整体评估。使用的工具为GAF（Global Assessment of Functioning Scaling），由1到100分进行测评，分数越高表示功能越好。

（三）中国精神障碍分类系统

参照ICD-10的标准，又考虑到中国的实际情况，我国在2001年制定了中国精神障碍分类及诊断标准（Chinese Classification and Diagnostic Criteria of Mental Disorders，CCMD）第3版（CCMD-3）。CCMD-3采用0～9位编码进行分类，将常见的精神障碍分为10大类：

0. 器质性精神障碍；

1. 精神活性物质与非成瘾物质所致精神障碍；

2. 精神分裂症和其他精神病性障碍；

3. 心境障碍（情感性精神障碍）；

4. 癔症、应激相关障碍、神经症；

5. 心理因素相关生理障碍；

6. 人格障碍、习惯与冲动控制障碍、性心理障碍；

7. 精神发育迟滞与童年和少年期心理发育障碍；

8. 童年和少年期的多动障碍、品行障碍、情绪障碍；

9. 其他精神障碍和心理卫生情况。

❌ 本章小结

1. 精神障碍的发病通常不是由单一的致病因素导致，而是与生物、心理和社会三方面的因素密切相关。

2. 精神症状是一组异常的精神活动，它源于大脑功能的障碍，通过个体的外显行为如言谈、书写、表情、动作行为等表现出来。

3. 思维障碍临床表现多种多样，主要包括思维形式障碍和思维内容障碍两大类。思维形式障碍包括思维联想障碍和思维逻辑障碍；思维内容障碍又包括妄想、超价观念和强迫观念。

4. 目前精神病医学使用的精神障碍分类系统有三种，分别是国际精神障碍分类系统、美国精神障碍分类系统和中国精神障碍分类系统。

❌ 复习思考题

1. 遗传、环境、感染属于精神障碍的（　　　）。

　　A. 生物学因素　　　　　　　B. 心理因素　　　　　　　C. 社会因素

　　D. 器质性因素　　　　　　　E. 环境因素

2. 最常见的幻觉是（　　　）。

　　A. 幻听　　　B. 幻视　　　C. 幻嗅　　　D. 幻味　　　E. 幻触

3. 属于原始性幻听的是（　　　）。

    A. 言语性幻听   B. 非言语性幻听   C. 命令性幻听

    D. 评论性幻听   E. 功能性幻听

4. 思维散漫是指（　　）。

    A. 思维奔逸 B. 思维贫乏 C. 思维松弛 D. 思维破裂 E. 思维中断

5. 若患者认为环境中与他无关的事物都与他有关，则属于（　　）。

    A. 钟情妄想 B. 关系妄想 C. 疑病妄想 D. 嫉妒妄想 E. 被害妄想

6. 患者无中生有认为自己的配偶有外遇属于（　　）。

    A. 钟情妄想 B. 关系妄想 C. 疑病妄想 D. 嫉妒妄想 E. 被害妄想

7. 患者无任何医学依据坚信自己患了不治之症属于（　　）。

    A. 疑病妄想   B. 非血统妄想   C. 夸大妄想

    D. 物理影响妄想   E. 关系妄想

8. 对自己身体不适过分地注意属于（　　）。

    A. 注意减退 B. 注意涣散 C. 注意转移 D. 注意增强 E. 注意衰退

9. 注意的范围显著缩小属于（　　）。

    A. 注意狭窄 B. 注意涣散 C. 注意转移 D. 注意增强 E. 注意衰退

10. 记忆的错误是指（　　）。

    A. 遗忘   B. 虚构   C. 记忆减退 D. 错构   E. 记忆增强

11. 轻微地触摸皮肤感到疼痛难忍属于（　　）。

    A. 感觉过敏   B. 感觉减退   C. 内感性不适

    D. 错觉   E. 幻觉

12. 反穿衣服表示"表里合一、心底坦白"属于（　　）。

    A. 象征性思维   B. 语词新作   C. 逻辑倒错性思维

    D. 强制性思维   E. 思维奔逸

13. 感应性妄想又称（　　）。

    A. 原发性妄想   B. 继发性妄想   C. 分享性妄想

    D. 系统性妄想   E. 逻辑性妄想

14. 最常见的妄想是（　　）。

    A. 关系妄想 B. 被害妄想 C. 夸大妄想 D. 罪恶妄想 E. 嫉妒妄想

15. 情感高涨常见于（　　）。

    A. 醉酒状态   B. 严重应激反应   C. 抑郁状态

    D. 躁狂状态   E. 作态

16. "空气枕头"属于（　　）。

    A. 模仿动作 B. 蜡样屈曲 C. 主动违拗 D. 作态   E. 被动违拗

17. 昼游症旧称（　　）。

    A. 神游症   B. 梦游症 C. 睡行症 D. 梦样状态 E. 朦胧状态

第三章　精神障碍护理的基本技能

学习目标

1. 掌握建立良好护患关系的技巧。
2. 掌握精神障碍患者护理的主要内容，如基础护理、安全护理、心理护理等具体内容。
3. 熟悉精神障碍患者的组织与管理。

第一节　护患关系的建立

治疗性护患关系是一种以护士和患者人际关系建立的过程为基础，以提高患者最佳利益和结果为目的的关系，有效的护理有赖于护士对患者的了解，是所有护理实践的中心。建立一个互相信任、开放、良好的护患关系，是有效护理的根本保证。在精神障碍护理工作中，影响护患关系的因素众多，作为护理人员需要明确与患者接触的基本要求并熟练使用一些接触技巧。

一、与患者接触的基本要求

（一）正确认识精神障碍及精神障碍患者的临床表现

精神障碍是一大类疾病，和其他疾病的患者一样，精神障碍患者并不是大脑所有的功能异常，护士应该充分认识到精神障碍患者的异常言行只是一部分偏离正常，而不是全部异常。另外，精神障碍患者的症状作为疾病表现无好坏、对错之分，勿以道德标准衡量患者的行为。

（二）认真了解患者的情况

大部分精神障碍患者因精神症状的影响或自知力受损，不能正确认识或不能正确陈述自己的病情。护士在接触患者之前，应尽量多方面收集信息来了解、熟悉患者的基本情况，以做到心中有数，然后根据不同的病情采取不同的接触方法。

（三）与患者接触的基本态度要求

1. "设身处地、将心比心"　精神障碍的发病通常是综合性的多因素共同作用的结果，因此，精神障碍护理应树立以患者为中心的整体护理服务理念，注重患者的心理、社会方面的问题，尽量帮助患者改变负性的认知并建立正常的行为模式，在以患者为中心的服务过程中，要善于换位思考，理解患者异常的言行。

2. 接纳、容忍患者　任何时候、任何场合，不论患者症状如何严重、如何可怕或令人生厌，护士均不能愚弄、嘲笑、歧视甚至侮辱患者。对患者不切实际或无理的要求也不应粗暴否定，应做适当的解释或婉言回绝，以尽量取得患者的信赖与配合。

3. 牢记"被尊重是人的基本需要"　精神障碍患者一方面有自卑心理，另一方面又比正常人更渴望被尊重、被重视、被关怀。故护理人员应该以礼待人，关心患者所关心的，接纳患者所感受的，并尊重患者的个性。

4. 保持持续性和一致性的态度　持续性是指患者在住院期间有相对固定的护士与其经常性地接触、沟通，护士必须每日安排时间与所负责床位的患者接触交谈，随着护患接触交往频率增加，护患关系将逐步得到巩固发展。一致性既指同一护士对同一患者前后态度一致、对不同患者态度一致，也指同一患者所接触的不同医护人员以一致的态度对待患者。持续性和一致性的态度有利于建立和发展良好的护患关系，反之则会影响、甚至破坏护患关系。

（四）不断提高自身修养

护理活动是在治疗性护患关系中实现的，其中护士起着主导作用。护士的主导作用发挥程度是以护士对患者的影响力大小决定的，而护士对患者的影响力则来自护士自身的仪表、言行、知识和技能给患者的感受。在护患接触中，护士在不断地观察评估患者，患者也在观察评估护士。若护士精神饱满、情绪乐观、仪表整洁、谈吐文雅、操作熟练、动作敏捷、态度友好，患者就会感到护士亲切、和蔼、可信而愿意与护士接触沟通。

二、建立护患关系的技巧

（一）认识和理解患者的心理需求

疾病属于躯体性应激源中的常见类型，患病后大多数患者都有不同程度的心理反应，如焦虑、恐惧、抑郁等，入院后患者还有一个适应和转换角色的过程，特别是部分精神障碍患者因为疾病导致的无自知或者自知力不完整使其很难适应这种身份的转变；并且患者最为关注的是和疾病相关的一切信息，同时还有强烈的被尊重和被关注的心理需求。护士只有充分认识并理解患者的这些心理需求才能在沟通中充分尊重患者，及时告知有关疾病的信息，帮助他们逐渐接受新的身份，缓解应激反应，积极主动地配合治疗与护理。

（二）熟练运用护患沟通的基本技巧

护患沟通是一般性沟通在护理实践中的具体应用，信息发出者与接受者是护士和患者，而要沟通的事物属于护理范畴以内的专业性事物。护士通过与患者进行沟通，应达到两个目的：一是收集资料，确立健康问题，进而提供护理措施；二是对患者予以情感支持或提供咨询。这是一种双向的沟通。由于这些具有服务精神的、和谐的、有目的的沟通行为可以起到治疗的作用，因而也称之为治疗性沟通。较好地运用沟通技巧能使护士与患者真诚交往及做好整体护理。

1. 明确沟通的目的　在与患者交谈之前，护士应详细了解患者一般情况，初步明确此次交谈的目的，不打无准备之战。

2. 提高口头表达能力　表达要完整、清楚，特别是要准确表达内心的感受。灵活运用提问的技巧，多采用开放式提问，以便充分了解患者。

3. 积极倾听　倾听是一种全神贯注的听话方式，但并不是只听不说或者只听对方所说的词句。最理想的倾听态度是有同感地听。由于精神障碍患者思维活动异常，谈话时经常偏离主题，或因思维迟缓而交流速度慢，或因躁狂兴奋而滔滔不绝，或因焦虑不安而喋喋不休，此时护理人员应做一个安静、耐心的倾听者，不要急躁或不耐烦。在沟通过程中集中注意力，与患者保持眼神交流，对患者的诉说予以适当的反应，如用"嗯""是的""然后呢""请继续讲下去"等言语鼓励患者说下去，或予以微笑、眼睛的关注、身体的前倾、相呼应的点头等，不要随意打断对方的谈话，也不要急于判断或做出评判。

4. 适时运用触摸　触摸可以起到加强沟通的作用。在医院这一特殊环境中，护理人员善意得当的身体接触对患者是有益的。如轻轻搀扶行动不便者下床活动，为呕吐患者轻轻拍背，身体检查后为患者整理衣服等，传达了护理人员对患者的关怀，使患者感受到护理人员的善意，从而达到与患者心理沟通的目的。

5. 适当运用沉默　不要认为沟通必须依赖说话，沉默本身也是一种信息交流，正所谓"此时无声胜有声"。护患交往中，保持适当的沉默，给患者思考的时间及自由表达意见的机会，反而令患者感到舒适与温暖。尤其是在患者焦虑时，或对有些问题不愿答复时，适当的沉默会使患者感到护士能体会他的心情、真心听取他的意见，自己的愿望受到尊重。

6. 特殊情况下的沟通技巧

（1）对有幻觉、妄想的患者：不要过多地启发患者诉述其病态体验，以免强化患者的症状。如果患者主动叙述自己的病情，护士以听为主，对患者所述之事不要加以过多的解释或干涉，更不要与其争辩，如护士可以回答"我相信你没有说假话，但这只是你的感觉，我没有听到也没有看到"。

（2）对消极抑郁的患者：此类患者往往说话慢或缄默不语，反应少，不主动，或者显得很疲乏，有悲观情绪，甚至有自杀想法。护士应以亲切和蔼的态度提出一些简短的问题，鼓励患者诉说内心的痛苦体验，尽量抚慰患者，同时启发患者回顾以往成功和快乐的事，并表示赞誉和敬重。必要时专人陪护。

（3）对有攻击行为、易激惹的患者或异性患者：护士接触患者时，应注意周围环境和自我防卫，尽量避免单独与患者共处一室，态度沉着冷静，言语温和亲切，避免激惹性语言或与患者争论。

（4）对木僵患者：患者从表面上看对周围的事物毫无反应，但意识清楚，能正确感知。因此护士与其接触时应注意：态度要亲切，言语要温柔，不可在患者面前谈论其病情或使用刺激性语言，进行护理前，要像对待正常人一样征求其意见并予以解释。

第二节　精神障碍患者的基础护理

一、安全护理

安全护理是精神卫生护理工作的重要组成部分，也是护理精神障碍患者的重要环节。在精神科，危急意外情况往往贯穿于整个疾病过程，特别是新入院一周时间内，护理人员稍有不慎，就可出现意外，使治疗护理难以进行，甚至危及患者及他人的生命。因此，护士应有如下高度的安全意识：

1. 掌握病情，有针对性防范　护士必须熟悉患者的病情、诊断，尤其对有暴力、自杀、外走等行为或企图的患者要熟记患者的"四防"内容，做到有安全四防标识，即防自杀-S（Suicide），防逃跑-E（Escape），防冲动-A（Aggress），防毁物-D（Destroy）；并将患者置于护理人员的视线内活动，及早发现意外征兆，及时采取积极有效的防范措施，必要时，可将患者安置于重病室内24小时专人监护。

2. 与患者建立信赖关系，及时发现危险征兆　护士应充分理解患者的各种心理需求，尊重患者，主动关心患者，与其建立良好的治疗性护患关系，及时了解患者动向，发现危险征兆，迅速处理。

3. 严格执行护理常规与工作制度　护士要严格履行岗位职责，执行各种制度，如交接班、分级护理、定时巡视、探视、护理操作及告知等，保障患者安全。

4. 加强巡查，严防意外　凡有患者活动的场所，护理人员应每10～15分钟巡视一次，重点患者不离视线，以便及时发现病情变化，预防意外。夜间、凌晨、午睡时、开饭前、交接班时病房工作人员较少的情况下应特别加强巡视，厕所、走廊尽头、暗角、僻静处都应仔细查看。

5. 加强安全管理

（1）病房设施要安全。病区内的设施要保持完好，如有损坏要及时修复。门窗应随手关锁，并保管好钥匙。

（2）病区内危险物品严加管理。如药品、器械、玻璃制品、绳带、易燃物、锐利物品等要严加管理，定位加锁。治疗用的器具和物品在使用中要注意保护，防止损坏与丢失，用后要清点数目，放回原处。交接班时均要清点实物，一旦缺少及时追查。

（3）加强安全检查。凡患者入院、会客、假出院返回、外出活动返回均需做好安全检查，严防危险品带进病室。每日整理床铺时查看有无暗藏药品、绳带、锐利物品等。每周一、周四对全病房的环境、床单位、患者个体进行安全大检查。

（4）患者外出离开病房时，必须由工作人员伴护（全开放患者除外），假出院、出院时必须有家属陪伴。

（5）对患者及其家属进行有关安全常识的宣教。

📋 知识链接

约束器具使用制度

1. 医院要尊重患者自主选择治疗的权利（精神病患者兴奋、冲动、自杀等难以管理的情况除外）。

2. 对患者使用约束器具必须严格掌握指征，只有当患者的自主活动危及自身安全与诊疗操作安全，或危及他人安全时，才能使用约束性措施。

3. 入院时，接诊医师先行告知患者或家属可能出现的情况，取得患者或家属同意理解，签署知情告知同意书。

4. 使用前应由医师或护士对病情进行评估，然后方可实施操作，注意保护患者的隐私，并做好记录。

5. 使用过程中要密切观察预防并发症及意外情况的发生，当使用约束器具指征消失后及时解除。

二、日常生活护理

精神障碍患者由于受症状的影响，情感淡漠，生活懒散，不关心个人卫生，也不愿自理，以致生活没有规律，不能料理自己的生活。护理人员应鼓励和协助患者料理个人生活，女患者还应注意经期护理。

（一）清洁卫生护理

1. 新患者做好卫生处置，检查有无外伤、皮肤病、头虱、体虱等，及时做对症处理。

2. 督促并帮助患者饭前、便后洗手，每日按时洗脸、洗脚，定期洗澡、洗发、理发、剃须、修剪指甲。

3. 督促患者养成早、晚刷牙漱口的卫生习惯，对生活不能自理的患者，进行口腔护理。

4. 帮助患者保持衣着整洁，定期更衣，随季节变化及时督促和帮助患者增减衣服。

5. 督促女性患者每晚清洗会阴，防止尿路感染。经期督促更换卫生垫，保持衣裤清洁。讲解经期卫生保健知识，并注意观察月经来潮与经期症状的关系及经期情况，如有异常及时报告医生予以处理。

（二）排泄护理

每天观察患者排泄情况。对3日未排泄者，给予适宜的缓泻剂。平时鼓励患者多饮水，多吃蔬菜、水果，多活动，以预防便秘。对排尿困难或尿潴留者，先诱导排尿，无效时按医嘱导尿。对大小便不能自理者，定时督促，伴护如厕或给便器，并进行耐心训练。尿湿衣裤时，及时更换，保持床褥的干燥、清洁。

（三）衣着卫生及日常仪态护理

关心患者衣着，随季节变化及时督促和帮助患者增减衣服，以免中暑、感冒、冻伤等，帮助患者修饰仪表仪容。

三、饮食护理

（一）进餐前的安排

一般情况良好的患者多采用集体用餐（分食制）方式，有助于患者消除对饭菜的疑虑，便于全面观察进餐情况。餐室要光线明快、清洁整齐、宽敞舒适，餐具须清洁，每人一套，以调动患者的进餐情绪。给患者安排固定的座位，定位入座，以利查对，防止遗漏；老年、吞咽困难、拒食、藏食、生活自理困难需喂食者，安排在重点照顾桌，由专人照顾。特殊重症患者于重症室内进餐。

（二）进餐时的护理

1. 在进餐过程中，护士分组负责观察进餐时的秩序、进餐量、进食速度，防止患者倒食、藏食，防范患者用餐具伤人或自伤。

2. 对年老或药物反应严重、吞咽动作迟缓者，要给予软食或无牙饮食，酌情为患者剔除骨头。进餐时切勿催促，给予其充分时间，必要时予以每口小量喂食。

3. 对抢食、暴食患者，安排单独进餐，劝其放慢进食速度，并适当限制进食量。对欲吞食异物的患者要重点观察，必要时予以隔离。

4. 对拒食患者的护理需针对不同原因，设法使之进食，必要时给予鼻饲或静脉补液，并做进食记录，重点交班。精神障碍患者拒食主要是受精神症状影响，常见原因如下：

（1）有被害妄想，疑心饭菜有毒。

（2）有罪恶妄想。

（3）有疑病妄想、牵连观念。

（4）被幻听吸引而不肯进食。

（5）阵发性行为紊乱、躁动不安而不肯进食。

（6）因木僵、紧张综合征而拒食。

（7）患者伴有发热、内外科疾患。

拒食患者的每餐进食应由专人负责。喂食时，应先清洁口腔，再用小碗以少量饭菜试喂。可用调羹的边缘先湿润嘴唇，刺激食欲，往往吃下第一口即能继续进食。确经劝说无效时，再予以鼻饲或静脉注射葡萄糖，做好进食情况的详细记录，并作重点交班。对长期拒食的患者，要认真做好口腔护理，密切注意躯体情况，出现不良变化应及时报告医生。

（三）食品管理

首先，在会客时，向家属宣传饮食卫生知识，注意检查家属所带食品是否卫生、适量，预防胃肠道疾病。其次，凡由家属或亲友送来的食品及香烟，均存放在专用柜内，由护理人员代为保管，以适时、适量送给患者食用。

四、睡眠护理

（一）创造良好的睡眠环境

1. 病室内应整洁，空气流通，光线柔和，温度适宜，床褥干洁平整。对生活自理能力差的患者应协助做好就寝时的一切生活护理，使患者感觉舒适。

2. 兴奋吵闹患者应安置于隔离室，并给予安眠处理，以免影响他人睡眠。工作人员应做到四轻（走路轻、说话轻、操作轻、关门轻），保持病室内安静。

3. 就寝时，可让患者听轻柔的催眠乐曲，以安定患者情绪，使其易于入睡。

（二）安排合理的作息制度

为患者制订合理的作息时间并督促执行，白天除安排1～2小时午睡外，要组织患者参加各类工、娱、体活动，以利于夜间正常睡眠。

（三）宣传教育，促进患者养成有利于睡眠的习惯

向患者宣传睡眠与疾病的关系及有利于睡眠的注意点。睡前避免兴奋，如忌服引起兴奋的药物或饮料，避免参加激情、兴奋的娱乐活动或谈心活动。采取有利睡眠的方法，如睡前用暖水泡脚；采取健康的睡眠姿势，不蒙头盖面，不俯卧睡眠；避免中途觉醒，睡前不过量饮水，临睡前排尿。

（四）加强巡视，严防意外

要深入病室，勤查房，观察患者睡眠的姿势、呼吸声及是否入睡等，要警惕佯装入睡

者。尤其对有消极意念的患者要及时做好安睡处理，以防意外发生。

（五）失眠患者的护理

对未入睡的患者，护士应体谅患者的痛苦与烦恼心情；指导患者运用放松法或转移注意力等帮助入眠。帮助分析失眠原因，给予对症处理，必要时遵医嘱给予药物辅助入睡，并观察药物疗效，做好记录。

第三节　精神障碍患者的组织与管理

精神障碍患者的组织管理是精神障碍病房管理的基础，是顺利开展医疗护理的关键。患者由于认知、情感、意志、行为等精神活动过程常有障碍，故其行为既可能危害自身，又可能影响他人，甚至扰乱病房正常秩序。

一、患者组织

精神障碍患者的组织是在病区护士长的领导下，由专职护士组织患者，成立工休委员会。在患者中推选病情稳定、有一定组织能力的患者担任大组长或小组长，在专职护士指导下负责患者的学习、宣传、文体、娱乐活动和日常生活等。工休委员会定期召开工休座谈会，介绍病房各项制度并及时表扬好人好事，鼓励患者参加工娱活动、体育锻炼、社会技能工作等，从而使患者精神愉快，生活有规律，有兴趣，更加充实。同时，还要鼓励患者参与病房的组织管理，对病房的管理、饮食质量、工作人员的服务态度提出合理化建议，以充分发挥患者的主观能动作用，鼓励、肯定患者的正常精神活动，避免患者沉湎于病态的体验，调动患者向疾病做斗争的主动性。

二、病房管理

根据患者疾病的不同阶段，性别、年龄的差异，以及并发症的不同种类，分设不同的病房，实施开放性护理的管理原则，让患者尽可能过正常人的生活，以防止患者社会退缩。

1. 制定有关制度　制定各项管理制度，如住院规则、患者作息制度、会客制度等，并经常向患者宣传、解释，以使患者自觉遵守。

2. 树立良好风气　通过各种方法培养患者良好的习惯与行为，提倡病友之间互帮互助、友好相处。要善于发现患者中的好人好事，并及时给予表扬、鼓励。

3. 丰富住院生活　有计划地为患者安排文娱、体育、学习等室内外活动，通过丰富多彩的活动转移患者的病态思维，安定其情绪，使其获得信心和希望。

三、分级护理

（一）特级护理

1. 护理对象

（1）因各种药物中毒而导致意识障碍、多器官功能衰竭的患者。

（2）因精神药物引起的严重副反应（如急性粒细胞减少、恶性症状群等），出现危重状况，危及生命者。

（3）各种严重外伤或自缢后复苏不全者等。

2. 护理要点

（1）专人重点护理，严密观察体温、脉搏、呼吸、血压、瞳孔及意识情况，并每1～2小时记录于护理单上。

（2）准确、迅速执行各种抢救治疗护理措施，并及时记录。每班书写护理记录一次，特殊病情变化随时记录。

（3）注意保持各种导管的通畅，措施落实。

（4）保持床铺整洁与保暖，做好口腔及皮肤护理，对意识障碍、躁动不安患者应有预防护理措施，防止烫伤与坠床。

（5）按时喂药、喂水、喂食，不能进食者给予鼻饲，准确记录出入量。

（二）一级护理

1. 护理对象

（1）有严重自伤自杀、冲动伤人、逃跑及剧烈兴奋躁动者。

（2）伴有严重躯体疾患，生活不能自理者。

（3）各种治疗、手术后需休息者。

（4）严重的症状性和器质性精神病患者。

（5）木僵患者。

（6）司法鉴定患者。

2. 护理要点

（1）专人重点护理，严格交接班，严密观察病情，严禁患者单独外出，患者的各种活动应始终在工作人员看护下进行，保证安全，防止跌倒或其他意外发生。

（2）置于易观察的病室内。

（3）传染患者必须隔离，防止交叉感染，并做好消毒隔离工作。

（4）经常检查患者有无受伤，是否收藏伤人或自伤的危险物品等。

（5）保持床铺干燥、平整、温暖，定时给便器。如有尿潴留，报告医生处理。

（6）按病情需要为卧床或保护约束的患者每2小时更换体位一次，必要时加垫汽圈，防止压疮发生。

（7）做好晨晚间生活护理（洗口、脸、脚、会阴），夏季每日洗澡或擦澡一次，冬季每周一次并定期更衣、修剪指（趾）甲。

（8）给予高热量、易消化饮食或特别饮食，不能自行进食者给予喂食或鼻饲，或按医嘱静脉补充营养及能量。

（9）高热患者按医嘱定时测体温、脉搏、呼吸。体温超过39℃（腋）时，应给予物理降温，并及时报告医生处理；体温超过37℃（腋）时每班常规测体温一次。每日补充水分不得少于3000毫升。

（10）详细、准确地书写一级护理记录。

（三）二级护理

1. 护理对象
（1）表现懒散，孤僻，淡漠，兴奋多动，思想行为怪异者。
（2）有幻觉，妄想者。
2. 护理要点
（1）白天除接受特别治疗、午休外，均应起床，按病区作息时间进行活动。
（2）建立规律的作息制度，开展丰富多彩的工娱活动，促进康复。
（3）做好生活护理，保证营养和水分的摄入。
（4）交接班时应点清患者，经常巡视，了解患者心理活动，防止意外发生（自伤自杀、伤人、逃跑等），患者离开病区应有人陪伴。
（5）注意观察病情变化，每周记一次护理记录，有特殊情况随时记录。
（6）当病情稳定、条件许可时，可根据医嘱安排假出院。
（7）结合病情开展健康教育。

（四）三级护理

1. 护理对象　康复期患者。
2. 护理要点
（1）深入了解患者的心理状况，针对所存在的心理问题，进行心理疏导，鼓励患者树立战胜疾病的信心。做好卫生宣教及出院指导，防止复发，做好出院前的思想准备工作。
（2）根据患者的能力及具体情况，可担任病区工休组织的领导，协助做好病员管理工作。
（3）发动患者参加病区内简单、力所能及的工作，协助照顾重病员，参加并带领其他患者开展学习及文体活动，以利于患者生活及工作能力的恢复。
（4）观察病情变化，每半月记录一次护理记录，有特殊情况随时记录。
（5）根据医嘱可安排假出院，参加郊游、娱乐等活动。
精神障碍患者的分级护理见表3-1。

表3-1 精神障碍患者的分级护理

类别	护理对象	护理内容	管理与活动范围
特级护理	①各种药物中毒而导致意识障碍、多器官功能衰竭的患者；②因精神药物引起的严重副反应（如急性粒细胞减少、恶性症状群等），出现危重状况、危及生命者；③各种严重外伤或自缢后复苏不全者等	①24小时专人连续严密观察及监护；②每班记录（病情变化随时记录）；③严格做好基础护理，保证营养、水分摄入；④密切观察药物反应，严格检查服药情况	①安置于重症护理室或隔离室内，实施封闭式管理；②在室内活动，外出检查治疗时需要有1～2名工作人员陪同；③必要时约束；④患者入院时及外出归来时作常规安全检查，自杀、冲动患者每班交接检查
一级护理	①严重自伤自杀、冲动伤人、逃跑及剧烈兴奋躁动者；②伴有严重躯体疾患，生活不能自理者；③各种治疗、手术后需休息者；④严重的症状性和器质性精神病患者；⑤木僵患者；⑥司法鉴定患者	①24小时专人护理，视野内10～15分钟巡视一次；②日夜三班做病情记录及交班；③做好新患者心理护理，密切观察情绪变化；④协助解决生活上的各种需要，做好晨晚间护理，培养其生理生活能力；⑤督促检查服药情况	①安置于重症护理室内，实施封闭式管理为主；②以室内活动为主，可在规定区域内，由工作人员组织带领活动，外出必须由工作人员陪护；③患者一切用物均由工作人员管理；④对随时会发生自伤、自杀、冲动行为者，可予以约束保护，必要时家属陪护；⑤每周两二次不定时安全检查
二级护理	①表现懒散，孤僻，淡漠，兴奋多动，思想行为怪异者；②有幻觉，妄想者	①每0.5～1小时巡视一次；②每周记录1～2次，病情变化随时记录；③由护理人员有重点地协助料理生活，逐渐习惯自主生活；④督促检查服药，逐步养成主动服药习惯	①安置于一般病室内，以半开放式管理为主；②鼓励参加病房内各种工、娱、疗活动，在工作人员带领下参加户外活动；③患者个人生活用物自己管理；④经医师同意在监护人员陪同下在规定时间内假出院；⑤常规安全检查
三级护理	康复期患者	①观察病情，每7～10天记录一次（病情变化随时记录）；②开展卫生及防治宣传教育；③开展心理护理，做好康复期出院指导；④自主应付日常生活	①安置于一般病室内，实施开放式管理；②在规定时间内，可单独到病房外自由活动；③可遵医嘱周末自行回家探亲访友

本章小结

1. 治疗性护患关系是一种以护士和患者人际关系建立的过程为基础，以提高患者最佳利益和结果为目的的关系，建立一个互相信任、开放、良好的护患关系，是有效护理的根本保证。

　　2. 在精神障碍护理工作中，影响护患关系的因素众多，作为护理人员需要明确与患者接触的基本要求和熟练使用一些接触技巧。

　　3. 在精神障碍护理工作中，基础护理是重要的组成部分，特别是安全护理。

复习思考题

　　1. 下列安全护理的措施不正确的是（　　　）。

　　　　A. 对有伤人、自杀、外走倾向的患者，护士要心中有数

　　　　B. 严重患者安置在重症室内24小时监护

　　　　C. 病区危险品严加管理

　　　　D. 每30分钟巡视住院患者一次

　　　　E. 管理好病房钥匙

　　2. 下列对暴饮暴食者的护理中，做法错误的是（　　　）。

　　　　A. 适当限制患者进餐量　　　　　　　B. 限制患者进餐的速度及数量

　　　　C. 可采用单独进餐的方式　　　　　　D. 鼓励集体进餐

　　　　E. 限制患者进餐的种类

　　3. 精神障碍患者护理的基本内容有哪些？

　　4. 特级护理适用于哪些患者？

第四章　精神障碍患者常见危机状态的防范与护理

学习目标

1. 掌握暴力行为、自杀行为、出走行为等的评估、预防、处理和护理。
2. 熟悉暴力行为、自杀行为、出走行为等的原因和表现形式。
3. 了解吞食异物、噎食、木僵患者的防范与护理。

危机状态（crisis）指突然发生的，个体无法自控的，可能危及自身、他人或物体的一种状态。精神障碍患者由于受精神症状影响常出现危机状态，特别是在急性期可出现各种伤害和破坏事件，如暴力行为、自缢行为、出走行为、噎食行为、吞食异物行为、木僵、昏迷、谵妄状态、拒食及机体衰竭状态等。这不仅严重影响了患者自身的健康和安全，也会对他人和社会构成威胁。因此，对精神障碍患者危机状态的防范和护理是精神科护理工作中非常重要的一部分。

防止精神病患者发生意外事件的主要措施有：①密切注意病情变化，及时发现意外事件前的一些先兆，随时加强防护；②加强危险物品的保管，警惕被患者表现出的假象麻痹，尽量减少导致意外发生的条件；③加强治疗是防止意外的最积极措施；④加强对各种特殊状态患者的特殊护理。

第一节　自杀行为的防范与护理

一、自杀行为的防范

自杀（suicide）是指有意识地伤害自己的身体，以达到结束生命的目的。自杀是精神科较为常见的急危事件之一，也是精神疾病患者死亡的最常见原因。

（一）自杀行为发生的原因

自杀的原因很复杂，是社会心理因素、生物学因素共同作用的结果。其中，精神疾病是自杀常见的原因之一。因此，面对精神疾病患者，除了要注意一般人群可能有的自杀诱因，还要着重评估与自杀相关的精神障碍的症状。

1. 精神疾病　自杀与精神障碍密切相关，所有精神障碍因病情的影响都会成为自杀的诱因。自杀率较高的精神障碍包括抑郁症（单相或双相）、精神分裂症、酒精和药物依赖以及人格障碍与神经症。与自杀有关的一些精神症状包括抑郁、妄想、幻觉、睡眠障碍等。

（1）抑郁症：是导致自杀的最常见因素之一，10%～15%的抑郁病患者会自杀，2/3的患者有自杀念头。

（2）精神分裂症：自杀是精神分裂症患者过早死亡的原因之一。曾被诊断为精神分裂症的女性自杀率是正常人的18倍。

（3）酒精和药物依赖：酒精中毒和药物依赖患者大多伴发抑郁症，饮酒后可消除顾虑和胆怯，易于出现自杀行为；过量的酒精和药物会使患者产生中毒幻觉或妄想；药物滥用患者产生的戒断综合征等可以引起自杀；嗜酒者常有人格障碍，在一定诱因下可出现自杀冲动。

（4）人格障碍与神经症：调查显示，20%以上年轻自杀者有人格问题，其中边缘性人格障碍患者的自杀行为较多见，表演性和自恋性人格伴有冲动和攻击性时也易发生自杀行为。

神经症病程持久会增加自杀的危险。如患有顽固强迫症的患者，因不能摆脱强迫性观念和行为的困扰会出现自杀危险。

2. 躯体疾病　慢性消耗性的躯体疾病会让患者心生绝望，从而产生自杀意念。调查显示，有20%～70%的自杀者患有躯体疾病。常见的疾病有：①恶性肿瘤：病情迅速恶化和剧烈疼痛是恶性肿瘤患者自杀的原因。②艾滋病：预后差和耻辱感易使患者感到绝望，从而通过自杀来求得解脱。

3. 其他生物学与社会心理学因素

（1）遗传因素：家庭的自杀行为历史是自杀的重要危险因素。这可能与对家庭成员自杀的认同和模仿、家庭压力大以及遗传物质的传递有关。

（2）个性特征：不良的心理素质和个性特征与自杀有一定的关系，一般说来，具有下列心理特征者在精神应激状态下自杀的可能性比较大：①多疑、敌意，喜欢从阴暗面看问题；②自卑，不自信；③固执，以偏概全；④情绪不稳定，易冲动。

（3）应激事件：研究表明，人际关系冲突、被拒绝和分离是常见的促使年轻人自杀的原因，而经济问题和疾病则分别是中年人和老年人自杀的重要因素。

（4）社会支持：社会支持对精神障碍的起病、患者的敏感性都有重要的影响，社会隔离会使孤独感增加，使患者更脆弱，容易导致自杀。

（二）自杀行为的防范

1. 观察病情变化，重点交接班　预防自杀需要全体医护人员夜以继日地共同努力才能完成。对于有自杀危险的患者，需要在安全的环境中对其进行持续性一对一的观察或间隔性观察（10～15分钟）。护理人员在观察时应该认真仔细，对任何自杀的征兆，均应严格交接，时刻保持警惕，有针对性地采取相应措施护理，以免错过挽救患者的良好时机。

2．保证环境安全　有自杀意念的患者应被置于安全的环境中。用专业的、尊重的方式查寻患者的衣物及身体，将危险物品如刀、剪、玻璃、绳、火种等拿走。但不要将患者与他人彻底隔离或拿走患者所有的个人物品，除非其病情非常严重，因为这样反而会加重患者产生自我的无用感。

3．加强对疾病的治疗　病程的缩短和病情的减轻可以减少自杀的发生。

4．建立良好的治疗性护患关系　在真诚、接纳、理解、支持的基础上与患者建立一种治疗性关系，经常倾听患者诉说，了解其内心感受，与其一起分析导致痛苦或自杀企图的原因，给患者以自尊，给其带来生活的希望。能与患者建立一种融洽的关系，本身就是一种最好的预防自杀的措施。

5．让患者独立参与日常活动　因为这些活动可以促进患者融入生活，增加其成就感、归属感及自我价值感。

6．调动社会支持系统　寻求可以对患者提供帮助的潜在力量，如亲人或朋友等，这对经历着无用、无助及无希望感觉的患者来说，具有重要作用。

（三）常见自杀行为的紧急处理

1．自缢　发现患者自缢，首先应立即为患者脱开缢套，不要离开现场，要立即报告医生，抓紧抢救时机，因为气道受阻时间越长，患者大脑缺氧状况越严重，影响患者生命的危险就越大。

如发现患者悬挂自缢，应立即抱住患者身体向上抬举，解除其颈部受压迫状态。若患者在低处勒缢，应立即剪断缢套。可在现场立即将患者放平，保持其呼吸道通畅，立即行口对口人工呼吸和胸外心脏按压术，而且要不间断地进行，直至自主呼吸恢复后再搬移患者。

2．触电　由于电流通过人体部位及作用时间不同，引起后果也不同。轻者引起局部烧灼伤，重者可出现全身震颤、痉挛、血压下降、休克或昏迷，如不及时抢救，最后可因心室纤颤、心搏停止、呼吸中枢麻痹而死亡。抢救措施如下：①迅速切断电源，立即报告医生进行急救处理。抢救时要迅速关闭电闸，使患者脱离电源，救护者切不可直接用手接触带电人体。当找不到总电源时，可穿上胶鞋，用绝缘物体如布带、被服套住触电人体，牵拉患者脱离电源；救护者也可站在干燥的木椅上，选用非导电物如干燥的竹竿、木棍等挑开电线。急救时动作要快，患者触电时间越长，后果越严重。②立即做人工呼吸和胸外心脏按压术，直至复苏有效指征出现或医生宣布死亡为止。

3．服毒　一经发现应迅速采取有效措施排出毒物。要根据毒物性质采取不同的排毒与解毒措施。服毒后，如患者出现休克状态，应首先抢救休克，并根据医嘱进行抢救处理。

在抢救患者过程中，护理人员要密切观察病情变化，如有异常，应及时报告医生处理，患者清醒后要安慰患者，做好心理护理。

4．外伤　临床常见的较严重外伤为开放性与闭合性损伤，精神科常出现坠跌伤、撞击伤和切刺伤。一旦发现应争分夺秒积极抢救处理。

二、自杀行为的护理

（一）安全护理

1．严密监测情绪行为变化，及时发现自杀企图，防止自杀发生。

2．预防为主，加强安全措施，防止自杀发生。

（1）安全检查：定时对环境、病室设备、危险物品进行认真检查，不留安全隐患。

（2）重点监护：根据病情将有自伤自杀倾向的患者安置在监护室内或使用约束工具予以约束。

（3）坚守工作岗位，按时巡视病房。

（4）了解自杀发生的规律，有计划的自杀除有一些异常表现外，也会选择特定的自杀时间，如选在交班时、半夜其他患者入睡后，以及节假日工作人员少或抢救患者时。

（二）心理护理

1．取得患者信任，了解患者心理状态，鼓励患者讲出病态体验，及时了解患者情况，因势利导，消除自杀念头，必要时通过同室病友了解患者情况。

2．在患者恢复自知力后，提高患者对自杀危害性的认识，使其正确对待各种意外事件的刺激，增强心理承受能力，锻炼良好的社会适应能力，树立战胜疾病的信心。

（三）发生自杀行为时的护理

1．抢救生命　对于出现自杀行为的患者首先应抢救其生命，对自缢等心搏、呼吸停止者立即实施心肺复苏；对服毒者予以催吐、洗胃；对割腕者予以止血、补液；伴骨折者送外科救治。

2．心理治疗或危机干预　可帮助患者解决存在的问题和矛盾，改变其原有的思维和行为方式，提高其适应能力。

第二节　暴力行为的防范与护理

一、暴力行为的防范

暴力（violence）行为指个体直接伤害自己或他人的躯体或某一物体的严重破坏性攻击行为，会给患者及周围环境造成危害性影响。暴力具有极强的爆发性和破坏性，会对攻击对象造成不同程度的伤害，甚至威胁人的生命。精神障碍患者因为心理活动紊乱，是发生暴力行为的主要危险人群，其暴力行为可能发生在家中、社区、医院等，给患者、家庭及社会带来危害及严重后果。与精神科其他专业人员相比，护士与患者接触时间较长，面对暴力行为的机会也更多。因此，精神科护士需要对患者的暴力行为及时预测、严加预防并及时处理。

（一）暴力行为产生的原因

1. 精神障碍

（1）精神分裂症：精神分裂症患者的妄想、幻觉、精神运动性兴奋及药物的严重副作用也会使患者产生暴力行力；有违拗症状的患者容易对护士的管理及身边的生活琐事产生反抗和敌对，从而发生暴力行为；部分患者觉得家属或亲友嫌弃自己，从而对他们产生敌对态度，发生暴力行为。

（2）情感性精神障碍：部分躁狂症患者在急性躁狂状态下可发生严重的暴力行为，此时患者的激惹性增高，如果要求没有得到及时的满足，意见被否定，活动受限制与约束，甚至护士要求服药这样的常规事件也可使其暴怒，引起伤人毁物。

抑郁症患者虽然以自杀为常见，但有些患者不是自杀，而是将愤怒发泄到外部，以此来寻求外部的惩罚，达到结束生命的目的。

（3）滥用酒精和精神活性物质：醉酒可以引起暴力行为，其原因是醉酒时处于"去抑制"状态，情绪不稳定，判断能力出现障碍。戒酒亦可使患者易激惹、激动或引起谵妄状态而发生暴力行为。此外，很多精神活性物质都可使患者过度兴奋、激动和多疑，容易诱发暴力行为。

（4）癫痫：癫痫患者在发作期间可能会由于意识模糊或思维紊乱而发生无目的的暴力行为。

（5）人格障碍：人格障碍特别是反社会性人格障碍和边缘性人格障碍患者更易发生暴力行为。

（6）其他：如脑器质性精神障碍、精神发育迟滞等都易发生各种形式的暴力和破坏行为。

2. 生物学因素

现代神经生物学研究发现，脑部的边缘系统、额叶、下丘脑三个区域可能与暴力行为有关。此外，有研究表明，5-羟色胺水平的降低与患者的情绪激动、对刺激的高度敏感及愤怒等有关。

3. 心理社会因素

（1）心理发展：根据对暴力行为的研究表明，早期的心理发展中经历过严重的情感剥夺、性格形成期暴露于暴力环境中、智力发育迟滞等易导致暴力行为。

（2）性格特征：暴力行为者具有下列性格特征：①多疑、固执、缺少同情心与社会责任感；②情绪不稳定，易紧张，喜欢寻找刺激，易产生挫折感；③缺少自尊与自信，应对现实及人际交往能力差。

（3）社会环境因素：主要包括环境设施、工作人员与其他患者是否在身边等。如当患者聚集在一起、过分拥挤、缺乏隐私及处于被动时，容易发生暴力事件。

（二）暴力行为的防范

密切注意有暴力危险的患者，若发现患者有暴力行为的先兆，应进行及时有效的护理干预，把暴力行为消除在萌芽状态，防止暴力行为的发生。

1. 有效的沟通交流　精神科护理人员可以通过早期的语言或非语言的交流来化解危机状态。初步接触患者时，要了解和理解患者的需求与感受，耐心倾听并与患者沟通交流，鼓励患者以非暴力行为宣泄和表达，不要激惹患者，不要与患者争辩，避免与患者发生正面冲突。在交流过程中，有暴力倾向的患者常需要四倍于常人的空间。

2. 有效的药物治疗　护理人员应及时执行医师的处方，以加强对患者精神症状的控制，有效地减少患者冲动行为的发生。

3. 环境管理　保持环境的安静与整洁，避免嘈杂、拥挤。管理好各种危险物品，以免被冲动的患者拿作攻击的工具。同时，根据患者的兴趣、爱好组织适当的娱乐活动，使其旺盛的精力得到应有的疏泄，或转移分散其冲动意图；对有冲动倾向的患者，应安置在工作人员视线范围内，力争将暴力行为控制在萌芽状态。

4. 健康教育　教会患者人际沟通的方法和表达愤怒情绪的适宜方式是一项有效预防暴力行为的措施，如进行体育锻炼、改变环境、宣泄减压等。

二、暴力行为的护理

当早期干预不能成功阻止患者的攻击行为时，就需要对患者采取一些身体上的限制性措施，如隔离或约束等来处理即将或已经发生的暴力行为。

1. 寻求帮助　当有攻击他人或破坏物品等暴力行为发生时，应立即呼叫其他工作人员，集体行动。

2. 控制局面　暴力事件发生后，应快捷而有效地控制局面，以确保患者和职工的安全为处理原则。采取如下措施：①要迅速制止暴力性行为；②保持冷静，做到自控；③保持适当距离，不要轻易接触患者；④转移对方注意力；⑤维持沟通，理解对方的感受，了解事情真相，不与患者争辩，不轻易迁就；⑥劝说患者放下武器或转移潜在的武器；⑦疏散其他人员；⑧当一人在场时不要单独以武力控制患者，而应与患者交谈，拖延时间等待营救人员；⑨多人处理时要行动一致，做到迅速、准确、默契；⑩隔离或约束患者。

3. 暴力行为发生后的护理　暴力行为发生后要进行的护理措施远多于暴力行为发生时采取的护理措施，应根据患者具体情况指导患者重建自尊心和对别人的信任感，帮助患者学习如何表达自己的需要，正确面对挫折，逐步掌握能以非暴力行为方式处理紧张和攻击性意图，提高与他人建立良好关系和遵守社会规范行为的能力。在适当的时机能指出患者所表现的暴力行为的错误之处。

知识链接

与具有潜在暴力行为患者接触时的注意事项

1. 与攻击的人尽量减少目光接触。直接的目光接触是具有对抗性的。

2. 允许患者有足够的个人空间（必要时应在6 m²以上）。

3. 你的双手要让患者能看到，且最好摊开放在身体两侧、掌心面向患者，这样令其相信你没有悄悄拿着武器。

4. 尽量保持开放的身体姿势（即不要交叉着双腿、不要双臂抱在胸前，因为这种姿势象征着不愿意向他人公开自己的想法）。

5. 站在患者侧面与其呈三角形位置，这样可以显得不太对抗。

6. 患者坐着时不要站着和他讲话，否则会使你显得具有威胁性。

7. 朝患者面前移动可能使他感到是一种威胁，因此当攻击危险逐步增大时，应保持你们之间的距离。如果一定要移动的话，应后退或移向一边。

第三节　出走行为的防范与护理

一、出走行为的防范

出走行为是指患者在住院期间，没有得到医生的同意而私自离开医院的行为。患者的出走受诸多因素影响。出走后如不能及时返院会导致治疗的中断，造成自己受伤或伤害他人，还可能因为走失而发生各种意外。因此，精神科护士必须对精神障碍患者的出走行为给予高度重视。

（一）出走行为发生的原因

1. 精神障碍

（1）精神分裂症：为了躲避幻觉和妄想的迫害，患者会突然离开医院；也有一些精神分裂症患者没有自知力，认为自己没有疾病，无须治疗而选择出走；还有一些精神分裂症患者由于意志活动的减弱及责任心的降低，会无目的地到处漫游而走失。

（2）情感障碍：抑郁症患者可因采取自杀行为而寻找机会离开医院；躁狂症患者则可能突然做出决定要实施一个宏伟的计划，常因来不及等到允许出院或怕受到阻拦而寻机离开医院。

（3）急性应激障碍：在意识朦胧状态，可能无目的地行走。

（4）癫痫：癫痫患者的出走实际上是一种持续几小时或几日的自动症。如果仔细观察，可发现患者心不在焉，绝大多数患者于发作后完全神志失常。

（5）精神发育迟滞和痴呆：严重精神发育迟滞患者和严重痴呆患者，可能外出时或到处乱走时走失。

2. 社会心理因素

（1）强制住院的患者由于处于封闭式管理，感到生活单调、受拘束和限制，处处不自由，想尽快脱离该环境。

（2）一些病情好转的患者，因思念亲人，想早日回家，或急于完成某项工作而出走。

（3）患者对住院和治疗存在着恐惧心理，如害怕被约束，对电抽搐治疗有误解等。

（4）工作人员态度生硬、对患者不耐心等都会使患者产生不满情绪而想离开医院。

（二）出走行为的预防

1. 加强沟通交流　护理人员应加强与患者的交流，密切观察患者病情变化，了解患者的心理需求，并尽量予以满足。对有出走想法的患者，应了解原因，给予解释与安慰，消除患者的出走念头。

2. 加强安全管理　对病室及活动室损坏的门窗应及时维修，严格保管各类危险品，经常检查患者身边有无危险品。工作人员要保管好钥匙，不可随意乱放或借给患者，如果丢失应立即寻找。患者外出活动或检查要有专人陪同。对出走危险性较高的患者，应加强对患者的观察与巡视，适当限制活动范围。

3. 丰富住院生活　经常开展室内的工娱活动，充实患者的住院生活，使其安心住院，促进其精神活动及社会功能的恢复。培养良好的睡眠习惯。如果有条件，可组织患者到户外活动。

4. 争取社会支持　加强与患者家属或单位的联系，鼓励他们来医院探视患者，减少患者的被遗弃感和社会隔离感。

5. 加强监护　对于精神发育迟滞、痴呆者以及处于谵妄状态的患者，应加强监护，以防止出现意外和出走。

二、出走行为的护理

发现患者出走后，要沉着、冷静，应立即通知其他人员并与患者家属联系，分析、判断患者出走的时间、方式、去向，立即组织人员寻找。寻找措施如下：

1. 当患者户外活动时突然冲动外走，应及时召唤工作人员组织力量阻拦，或在途中动员社会力量协助，总之不要离开视线，想方设法护送患者平安返回。

2. 若清点患者数时发现走失，应首先确认走失者，估计走失的时间，从何处出走，并立即查明家庭、单位住址及有关亲友情况，分别以电信、快速交通工具组织人力多方查找，直至找到患者下落为止，不可轻易放弃，一般患者跑回家中均可在亲属配合下平安返院。

3．对有特殊行为的患者查找时要注意安全，注意护理效果，对一些表示坚决不回医院者，护士要以缓和的语气、灵活的技巧诱导患者，切不可严厉威胁、紧逼，以免造成患者心理恐慌而发生意外。

4．患者返院后要给予心理安慰，认真查找出走的原因，做好相应沟通与护理工作，防止再次发生出走。

第四节　噎食的防范与护理

一、噎食的防范

噎食是指食物堵塞咽喉部或卡在食道的第一狭窄部，甚至误入气管，引起呼吸窒息。噎食出现较突然，及时发现及抢救非常重要。噎食程度较轻者会表现呛咳、呼吸困难、面色青紫、双眼直瞪、双手乱抓、四肢抽搐，严重者则意识丧失、全身瘫软、四肢发凉、大小便失禁、呼吸和心跳停止。

（一）精神障碍患者噎食的原因

1．抗精神病药物不良反应　患者因服用抗精神病药出现锥体外系不良反应，引起吞咽肌肉运动不协调，抑制吞咽反射。故长期服用抗精神病药容易出现噎食。

2．脑器质性疾病　如帕金森综合征的患者，吞咽反射迟钝，如果抢食或进食过急会发生噎食。癫痫患者在进食时抽搐发作也可能导致噎食。此外，患者在意识不清醒的状态下进食也可引起噎食。

（二）噎食的防范

对噎食的护理应以预防为主，以下措施可以有效防止噎食的发生：

1．严密观察患者的病情和药物的不良反应，对服用抗精神病药物治疗者，要注意观察患者有无吞咽困难现象。

2．如果患者有药物不良反应，吞咽反射迟钝，护理人员应给予软食，必要时给予半流质或流质，避免带骨、带刺的食物。

3．加强饮食护理，对吞咽困难的患者，应专人守护进食或喂食，对抢食及暴饮暴食的患者，应单独进食，适当控制其进食量，并帮助患者改变不良的进食习惯。

二、噎食的护理

噎食后应就地抢救，分秒必争，立即清除口咽部食物，疏通呼吸道。如果患者牙关紧闭，可用筷子等撬开口腔取出食物。

如果清除口咽部食物无效，可应用亨利·海利希腹部冲击法，尽早排除梗塞于咽部的食物：

（1）立位腹部冲击法：患者站立，护士位于患者身后，双手环绕患者腰间，左手握拳并用拇指突起部顶住患者脐上两横指处，右手握住左拳，向后上方用力冲击、挤压。连续做5或6次，然后再拍打后背数次，常可将食物咳出。此法适用于意识尚清楚的患者。

（2）卧位腹部冲击法：卧位腹部冲击法可用于身材矮小，难以环腰立位冲击的食物阻塞者，更多用于已昏迷的患者。让患者仰卧，护士右手掌压在患者上腹部（注意不要压住胸骨剑突，防止在冲击压迫时，导致胸骨骨折），左手压在右手上，双手分指扣紧，二臂伸直，用力向上、向下冲击压迫，反复冲击5或6次，然后察看口腔，如有食物，用手抠出。

（3）胸部冲击法：对于身体肥胖者以及孕妇，不宜采用腹部冲击法，而应使用胸部冲击法。患者坐位或站位，护士站在患者身后，双手从其腋下穿过至胸前，左手握拳，并用拇指侧顶在患者胸骨中部，右手握住左拳向后上方冲击、挤压，压迫患者胸骨6～8次，直到食物被咳出。注意，冲击压迫不要用力过大，防止造成胸骨骨折。

经上述处理后，呼吸困难可暂时缓解，如果食物仍滞留在气管内，可请五官科医生会诊，决定是否采用气管镜、气管插管或采用气管切开术取出食物。

当取出食物后应及时采取护理措施防止吸入性肺炎。

如心跳停搏，立即进行胸外心脏按压。在心肺复苏的同时，应注意及早进行脑复苏。要保持呼吸气道通畅，同时做好气管切开准备。在医生指导下继续进行复苏抢救。

第五节　其他危机状态的防范与护理

一、吞食异物的防范与护理

吞食异物是指患者吞下了食物以外的其他物品。吞食异物的种类各异，小的如戒指、别针、刀片，大的如体温表、筷子、剪刀等。除金属外，异物可以是塑料、布片或棉絮等。吞食异物可导致十分严重的后果，需严加防范，及时发现并正确处理。

（一）吞食异物的原因

吞食异物多由思维障碍引起，也可能是一种冲动行为或者想以此作为自杀的方法。抑郁症和人格障碍患者也会采用吞食异物作为一种自杀手段。其危险性与吞食异物的性质有关。

（二）吞食异物的预防

1. 对有吞食异物倾向的患者要了解原因，不要斥责患者，耐心地向其说明吞食异物会导致的不良后果，并帮助患者改变行为方式。

2．加强对各类物品尤其是危险物品的管理，患者使用剪刀、针线、指甲钳等时应该在护理人员的视野内。

（三）吞食异物后的处理

1．当患者出现肠梗阻、急腹症或内出血（表现为休克）时，医护人员应想到患者有无吞食异物的可能，并追问病史，同时进行X线或B超检查，积极地予以处理。

2．如果已确定患者吞食了异物，应根据异物性质或大小，采取不同的措施，并处理相应的并发症：①较小的异物多可自行从肠道排出；②若异物较小，但有锐利的刀口或尖锋，可让患者卧床休息，并进食含较多纤维的食物如韭菜，并给予缓泻剂，以利异物的排出；③若异物属于重金属，应进行X线检查，以确定异物所在位置，胃肠道黏膜是否受伤，异物能否自行排出；④若异物较大，不可能从肠道排出，应采用外科手术取出异物；⑤若患者咬碎了体温表并吞食了水银，应让患者立即吞食蛋清或牛奶；⑥处理吞食异物引起的并发症。

二、木僵的防范与护理

木僵指一种高度的精神运动性抑制状态。木僵一般无意识障碍，各种反射保存。木僵解除后，患者可回忆起木僵期间发生的事情。

（一）安全和生活护理

1．木僵患者的生活不能自理，需重点予以照顾。

2．加强观察，以防患者突然兴奋伤害他人。

3．保证患者营养和液体的摄入。如患者能接受喂食，应耐心喂饲；对完全拒食者，应采用鼻饲，鼻饲食物应保证足够的蛋白质、热量和维生素，维持水、电解质、能量代谢平衡。

4．木僵患者的意识大多清晰，医护人员在患者面前的言语和行为必须注意，应避免刺激患者。

（二）特殊护理

1．加强生活护理，注意口腔卫生，避免发生溃疡。注意预防并发症，定时翻身，防止褥疮形成。做好二便护理，注意排便情况，必要时导尿和灌肠。

2．保持呼吸道通畅，做好口腔护理，采取卧位，头偏向一侧。

3．必要时遵医嘱配合医生做ECT，注意观察治疗效果与不良反应。

4．紧张性木僵患者有可能突然发生剧烈的兴奋状态或冲动行为，必须加强防范，防止患者自伤和伤人。

5. 要防止其他患者攻击或伤害木僵患者。

本章小结

1. 精神障碍患者由于受精神症状影响常出现各种危机状态，如暴力行为、自缢行为、出走行为、噎食行为等。

2. 各种危机状态不仅会严重影响患者自身的健康和安全，也会对他人和社会构成威胁。对精神障碍患者危机状态的防范和护理是精神科护理工作中非常重要的一部分。

3. 危机状态中暴力行为、自杀行为、出走行为等是最常见的，需要重点掌握对其的评估、预防、处理和护理。

复习思考题

1. 护理有暴力倾向的患者时下列措施不合理的是（　　）。

  A. 鼓励其多与其他患者交往   B. 安排在较安静的地方

  C. 避免伤人、自伤   D. 保证其饮食和睡眠

  E. 做好安全护理

2. 对准备拒食自杀的抑郁症患者，首要的是（　　）。

  A. 饮食护理   B. 睡眠护理

  C. 安全护理   D. 心理护理

  E. 日常生活护理

3. 消极患者中自杀行为最多的是（　　）。

  A. 受幻觉支配者   B. 严重抑郁情绪

  C. 被害妄想严重者   D. 严重药物反应者

  E. 以上都对

4. 噎食的预防护理中，做法错误的是（　　）。

  A. 严密观察患者的病情和药物不良反应

  B. 吞咽反射迟钝应给予软食，必要时给予半流质

  C. 对抢食及暴饮暴食的患者，应集体进食

  D. 对吞咽困难的患者，应专人守护进食或喂食

  E. 对抢食及暴饮暴食的患者，应单独进食

第五章 精神障碍的治疗与护理

👩 **学习目标**

1. 熟悉常用的精神药物及治疗过程中的护理程序。
2. 熟悉电休克治疗的适应证和护理要点。
3. 掌握精神障碍心理治疗的护理。
4. 熟悉精神障碍的康复治疗与护理的主要内容。

精神障碍的治疗可分为主要治疗与辅助治疗两大类，躯体治疗和心理治疗是目前精神障碍治疗的主要方法。

第一节 精神药物治疗与护理

一、精神药物治疗

精神障碍的现代药物治疗始于20世纪50年代，1952年出现了第一个抗精神病药物氯丙嗪，治疗精神疾病取得成功。1957年制成了第一个抗焦虑药物利眠宁，1958年发现了丙米嗪的抗抑郁作用，20世纪60年代证实了碳酸锂的抗躁狂作用。这些对精神病学的发展都产生了巨大的影响。由于这些药物服用方便、疗效可靠、降低了复发率，成为当今治疗精神疾病的重要手段。

（一）抗精神病药

抗精神病药（antipsychotic drugs）主要用于治疗精神分裂症和其他具有精神病性症状的精神障碍。

1. 分类

（1）第一代抗精神病药：又称神经阻滞剂、传统抗精神病药、典型抗精神病药。其主要药理作用为阻断中枢多巴胺D_2受体，治疗中可产生锥体外系副反应和催乳素水平升高。代表药为氯丙嗪、氟哌啶醇等。

（2）第二代抗精神病药：又称非传统抗精神病药、非典型抗精神病药、新型抗精神病药等。第二代药物在治疗剂量时，通常较少或不产生锥体外系症状和催乳素水平升高。

2．作用机制 目前认为，所有的抗精神病药都因能够阻断脑内多巴胺受体而具有抗精神病作用。

3．临床应用

（1）适应证：抗精神病药物主要用于控制各种精神病性症状，如幻觉、妄想、精神运动性兴奋等。

（2）禁忌证：严重的心、肝、肾等躯体疾病，重症肌无力，青光眼，既往同种药物有过敏史者禁用。中枢神经系统的抑制和昏迷，急性感染和发热，血液病，药物过敏，青光眼患者等禁用抗精神病药。年老体弱、儿童、妊娠早期应慎用。

（3）应用原则：药物的选择主要取决于不良反应的差别、靶症状和药物的作用谱。

（4）使用方法：对于服药合作的患者，给药方法以口服为主，多数情况下，从小剂量开始，经过1～2周逐渐加至有效治疗剂量。在症状得到控制，并彻底缓解后，继续保持原来的有效剂量，巩固治疗3～6个月以上，然后缓慢减量进入维持治疗。对于服药不合作及兴奋、躁动的患者，给药方法多以注射为主，注射给药应短期使用，深部肌肉注射，并固定好患者的体位，避免折针等意外发生。长期服药维持治疗可以显著减少精神分裂症的复发，通常维持剂量可以减至治疗剂量的1／2左右。维持治疗的时间，因人而异。对于首发病例、缓慢起病的精神分裂症患者，维持治疗的时间通常需要2～5年。急性发作、缓解迅速彻底的患者，维持治疗时间可缩短。而反复发作或缓解不全的精神分裂症患者需要终生服药。

4．常用药物的作用及主要特点

（1）氯丙嗪（chlorpromazine）：又名冬眠灵，是临床应用最早、最广泛的抗精神病药，具有显著的抗精神病作用，镇静作用较强，主要用于治疗急、慢性精神分裂症及心境障碍的躁狂发作，尤其对精神运动性兴奋、急性幻觉、妄想、思维障碍、躁狂性兴奋、行为离奇等疗效显著，此外还有镇吐、降温等作用，可引起全身多个系统的不良反应，尤以锥体外系反应最为突出。

（2）奋乃静（perphenazine）：口服吸收迅速，作用与氯丙嗪相似，其抗精神病作用较氯丙嗪强6～10倍，但镇静作用较弱。其特点为使用剂量小，对内脏及造血功能影响小，可产生较明显的锥体外系反应。该药适用于精神分裂症的各种类型。

（3）氟哌啶醇（haloperidol）：口服吸收迅速，药理作用与氯丙嗪相同。主要特点为抗精神病作用强、疗效好、显效快、毒性低。该药主要用于治疗精神分裂症，对于改善阳性症状疗效显著，常用于治疗不协调精神运动兴奋、幻觉、妄想、思维联想障碍、敌对情绪、攻击行为，对心境障碍的躁狂发作具有良好效果。锥体外系反应最常见，长期使用可引起迟发性运动障碍。

（4）氯氮平（clozapine）：为非典型抗精神病药，口服吸收快，药理作用广泛，具有多受体阻断作用，具有明显的抗精神病作用，很少引起锥体外系反应，对精神分裂症的阳性症状、阴性症状均有较好的疗效，适用于急、慢性精神分裂症，主要用于治疗难治性精神分裂症。最严重的不良反应是易引起明显的代谢障碍及粒细胞减少，故通常不作为精神分裂症的首选药物。

（5）利培酮（risperidone）：为非典型抗精神病药，口服后吸收迅速、完全，适用于急、慢性精神分裂症，可改善阳性症状、阴性症状、情感症状和认知功能，对激越、攻击行为、睡眠障碍效果较好，适用于维持治疗，有利于精神分裂症的全病程治疗，对难治性精神分裂症患者疗效优于典型药物。不良反应为易引起高催乳素血症，体重增加，临床应用中达治疗量时锥体外系反应与其他药物差别不大。

（6）奥氮平（olanzapine）：又名再普乐，属非典型抗精神病药物，口服吸收良好，5～8小时达到血浆峰值浓度，适用于精神分裂症和其他有严重阳性症状（如妄想、幻觉、思维障碍、敌意和猜疑）和（或）阴性症状（如情感淡漠、情感和社会退缩、言语贫乏）的精神病的急性期和维持治疗。不良反应少，偶见头晕、静坐不能、食欲增强、外周水肿、直立性低血压、口干及便秘等。

（7）阿立哌唑（aripiprazole）：又名博思清，是新一代的非典型抗精神分裂药物，口服吸收好，对精神分裂症的阳性症状和阴性症状均有较好的疗效，而且不良反应少而轻，安全性高，是一种较好的治疗精神分裂症药物。常见的不良反应有头晕头痛、焦虑、嗜睡、胃肠道反应、肌张力增高、视物模糊和便秘，临床上不需要特殊处理。

5. 常见不良反应及处理

（1）锥体外系不良反应：是典型抗精神病药物最常见的不良反应之一，其发生率为50%～70%，其中尤以高效价药物发生率为高。锥体外系不良反应的主要临床表现为：

①急性肌张力障碍：是抗精神病药治疗中锥体外系反应最常见的早期症状，常在首次服药数小时或数天内发生。临床表现为个别肌群突发的持续痉挛，可见痉挛性斜颈、角弓反张、咽部肌肉痉挛而引起呼吸困难、窒息等。患者常伴有焦虑、烦躁、恐惧等情绪，亦可伴有瞳孔散大、出汗等自主神经症状，可用抗胆碱能药物进行处理。常用东莨菪碱或盐酸苯海索，不能使用抗胆碱能药的患者可用抗组胺类药。

②静坐不能：多发生在服药后1～2周，发生率为20%～25%。各种抗精神病药均可引起，以氟哌啶醇发生率最高。处理上减少抗精神病药物的剂量或换药是有效的治疗方法；也可用抗胆碱能药，如苯海索；苯二氮卓类药物也可治疗静坐不能；β受体阻滞剂的应用亦有明显效果。

③帕金森氏综合征：多数在治疗2周后出现，发生率约为20%。主要表现为静止性震颤、肌张力增高、运动缓慢三大特征。如手部的节律性震颤呈"搓丸样"动作；肌肉僵直，呈现"面具样脸"，走路呈"慌张步态"，严重者可出现吞咽困难、构音困难、全身性肌强直（类似木僵）；另外还表现为运动不能，主动语言少，自发活动少，姿势少变；并有自主神经症状，如流涎、多汗等。若病情稳定，可减少抗精神病药的剂量。若病情不允许，剂量不可减少者，应更换锥体外系反应较轻的药物，也可加用抗胆碱能药物，常用药物包括苯海索（安坦）、东莨菪碱；或抗组胺药，如苯海拉明、异丙嗪。

④迟发性运动障碍（TD）：TD为长期应用抗精神病药物后，出现异常不自主运动的综合征。主要表现为有节律或不规则、不自主的异常运动，以口、唇、舌、面部不自主运动最为突出，称为"口-舌-颊三联症"。有时伴有肢体或躯干的舞蹈样运动。迟发性运动障

碍尚无有效治疗方法，能做到早期发现、及时处理预后较好。现在已很少出现严重TD。

⑤恶性综合征（NMS）：为少见、严重的药物不良反应。主要以持续高热、肌肉强直、意识障碍、大汗及自主神经功能紊乱为主要症状。可迅速并发感染、心力衰竭、休克而死亡。病死率很高，为20%～30%。目前对NMS尚无有效治疗方法，早期发现、及时处理是治疗原则。

（2）精神方面不良反应。

①过度镇静：主要表现为思维、行为迟缓，乏力、嗜睡、迟钝，注意力不易唤起，呈现无欲、主动性降低，对周围环境缺乏关注，睡眠过多，活动减少。轻者可不予处理，随着治疗时间的延长，机体能够逐渐适应或耐受，重者则予以减药。

②精神运动性兴奋：常见于哌嗪类和丁酰苯类等药物治疗的初期，少数患者可表现为兴奋、躁动、失眠、激动、不安、情绪急躁、敌意、言语紊乱、冲动行为，往往伴有明显的锥体外系反应。兴奋症状可随锥体外系反应减轻而消失。

③紧张综合征：抗精神病药引起的紧张症候群常与药物剂量偏大有关，往往发生于用药后1个月之内。患者伴有明显的锥体外系反应，肌张力增强、肌肉僵直，随即表现缄默、呆滞、刻板动作、违拗；或呈现木僵、蜡样屈曲等症状。停药或减药，或加用抗胆碱能药，症状经1～4周逐渐恢复。静脉注射劳拉西泮可缓解症状。

④意识障碍：抗精神病药、抗抑郁药、抗焦虑药、抗胆碱能药均可引起意识障碍。

（3）心血管系统不良反应。

①体位性低血压：常见于抗精神病药的治疗过程中，多发生于治疗的初期，尤以注射给药发生率最高。增加剂量过快、体质较弱、老年患者及基础血压偏低者较易发生。主要表现为突然改变体位时，出现头晕、眼花、心率加快、面色苍白、血压下降，可引起晕厥、摔伤。个别病例可诱发心肌梗死、脑血管意外。严重时可呈现出休克症状。应就地将患者放平，取平卧或头低位；严重或反复出现低血压者，应考虑减药或换药，对患有心血管疾病的患者，要慎用吩噻嗪类、二苯氧氮平类药物；严重反应者，应立即选用升压药，去甲肾上腺素1～2mg，加入5%葡萄糖溶液200～500mL，静脉滴注。

②心电图改变：各种抗精神病药物引起心电图改变的概率有所不同，其中以氯丙嗪、氯氮平、硫利达嗪最为常见。心电图改变多发生于药物治疗剂量较大时，老年人、患有心血管疾病者发生率较高。患者大多无自觉症状，通过对症处理、减药或停药，大多数患者可以恢复。

（4）消化系统不良反应：常见的有胃肠道不良反应包括口干、恶心、呕吐、食欲减退、上腹饱满、腹泻、便秘、麻痹性肠梗阻等；肝脏不良反应包括毒性作用和免疫反应，多数为无黄疸型药源性肝病。上述症状在减药或停药后常可快速恢复。

（5）泌尿系统不良反应：常见的为尿潴留，以应用吩噻嗪类药物最为多见，常发生在治疗的初期。处理：口服新斯的明10～20mg，3次／日，效果不佳时可行导尿术。

（6）造血系统不良反应：常见的是粒细胞减少或缺乏症、白细胞减少症，以服用氯氮平多见。一旦发生应立即停药，使用抗生素预防和控制感染，定期（1～4周）复查血常规。

（7）代谢与内分泌的不良反应：可见体重增加、性功能障碍、月经异常、泌乳、水肿等。一般无须处理，减少剂量或停药后可恢复。由于会影响生长发育，儿童不宜长期用药。

（8）皮肤不良反应：主要为药物性皮炎，吩噻嗪类中以氯丙嗪最常见。服药后在一定部位出现过敏性皮疹，以红斑多见；荨麻疹常突然发生，表现为大小不等的局限性风疹块，剧烈瘙痒，部位不定，消退迅速不留痕迹；严重者可发生剥脱性皮炎，以氯丙嗪引起者居多。轻者抗过敏治疗，重者应停药并积极治疗。

（9）眼部不良反应：精神药物引起的视力障碍是由于药物的抗胆碱能作用所致，患者主诉远、近视物模糊，多为暂时性的，眼部检查并无视力下降的指征。停药后即可恢复，也可在继续治疗情况下自行恢复。

（10）猝死：即突然发生出乎意料的死亡。精神药物治疗过程中发生的猝死，有的与药物治疗无关，而是发生于其他疾病，如脑出血、心肌梗死、急性出血性胰腺炎等。

（二）抗抑郁药

20世纪50年代中期，三环类抗抑郁药（TCAs）问世，成为治疗抑郁症的首选药物，并被广泛应用于临床，成为第一代（典型、传统、经典）抗抑郁药。20世纪80年代以来，选择性5-HT再摄取抑制剂（SSRIs）及其他新型抗抑郁药用于临床，不良反应明显减少，安全性高，应用方便，成了第二代（非典型、新型药物）抗抑郁药。目前，TCAs、SSRIs及其他新型药物已成为当今治疗抑郁症的主要药物。

1. 分类　目前将抗抑郁药分为四类：①三环类抗抑郁剂（TCAs），包括在此基础上开发出来的杂环或四环类抗抑郁药；②单胺氧化酶抑制剂（MAOIs）；③选择性5-HT再摄取抑制剂（SSRIs）；④其他递质机制的抗抑郁药。前两类为传统的抗抑郁药，后两类为新型抗抑郁药。

2. 作用机制　研究认为，抗抑郁药对递质具有再摄取的抑制作用，长期用药后可以降低受体的敏感性，增加末梢释放5-HT，从而起到抗抑郁的作用。TCAs可以阻断NE能和5-HT能神经末梢对NE和5-HT的再摄取，增加突触间单胺类递质的浓度，从而改善抑郁症状。

3. 临床应用

（1）适应证：适用于治疗各类以抑郁症状为主的精神障碍，还可用于治疗焦虑症、惊恐发作和恐惧症。小剂量丙米嗪可用于治疗儿童遗尿症，氯米帕明则可用于治疗强迫症。

（2）禁忌证：严重的心肝肾疾患、粒细胞减少、青光眼、前列腺肥大、妊娠前3个月禁用。癫痫患者应慎用。精神分裂症患者伴有抑郁症状时，用药应谨慎，TCAs有可能使精神病性症状加重或明显化。

（3）应用原则：应从小剂量开始，根据临床疗效和不良反应的情况，用1～2周的时间逐渐增加到最大有效剂量。由于抗抑郁药在体内的半衰期较长，因此一般可以每日1次睡前服或以睡前剂量为主的方式给药。抑郁症状缓解后，应以有效剂量继续巩固治疗6个月。随后进入维持治疗阶段，维持剂量一般低于有效治疗剂量，可视病情及不良反应的情况逐渐减少剂量。一般维持治疗6个月或更长时间，直至最终缓慢减药、停药。反复发作、病情不稳定者应长期维持用药。

4. 常用药物及主要特点

（1）阿米替林（amitriptyline）：本药为三环类抗抑郁剂（TCAs）的代表药物，具有抗抑郁作用和较强的镇静作用，适用于情感障碍抑郁症、更年期抑郁症、神经性抑郁症及器质性精神病的抑郁症状，对抑郁症伴有失眠者，效果良好。其抗抑郁作用强，显效时间快。常见不良反应有口干、便秘、视力模糊、排尿困难、心动过速、体位性低血压、心电图改变、肝功能异常等。

（2）氟西汀（fluoxetine）：又名百忧解，本药为选择性5-HT再摄取抑制剂（SSRIs），适用于抑郁症的急性期和维持治疗，对心境障碍的单相抑郁、双相抑郁、心因性抑郁、躯体疾病伴发抑郁以及强迫症、贪食症均有良好疗效。口服吸收迅速，没有抗胆碱能不良反应，不引起低血压，无镇静效应，对心脏影响小。初期常有恶心、乏力、焦虑、头痛，继续治疗逐渐适应，偶有皮疹，大剂量可诱发癫痫。长期治疗耐受性良好。

■ 知识链接

　　目前，SSRIs类的5个产品被我国精神医学界形象地称为SSRIs类的"五朵金花"，分别是：氟西汀（百忧解）、帕罗西汀（赛乐特）、舍曲林（左洛复）、氟伏沙明（兰释）以及西酞普兰（喜普妙）。新上市的艾司西酞普兰被喻为"第六朵金花"。艾司西酞普兰为西酞普兰的左旋异构体，为高度选择性的5-HT再摄取抑制剂，对去甲肾上腺素和多巴胺再摄取作用微弱，其作用为西酞普兰右旋体作用的100倍，不良反应较西酞普兰更为轻微。

（3）麦普替林（maprotiline）：本药为四环类抗抑郁剂的代表药物，抗抑郁作用强，其抗抑郁机制为选择性阻滞中枢去甲肾上腺素的再摄取，对多种抑郁症有效，适用于迟缓性抑郁症、激越性抑郁症，能提高情绪，缓解焦虑、激动和精神运动阻滞。该药镇静作用强，显效快，抗胆碱能及心血管副作用不明显，偶见痉挛发作。

（4）曲唑酮（trazodone）：又名美舒郁（thombran），本药为新型抗抑郁药，口服吸收良好，不仅具有特异性5-HT再摄取抑制剂的作用，而且还具有5-HT受体拮抗作用。它具有明显的抗抑郁、镇静作用，适用于各种抑郁症，对睡眠障碍、烦躁不安、自杀观念等症状效果明显。

（5）万拉法辛（venlafaxine）：又名博乐欣，是一种不同于其他抗抑郁药物的具有独特化学结构和神经药理学作用的新型抗抑郁药，为5-羟色胺（5-HT）、去甲肾上腺素（NE）再摄取抑制剂，通过显著抑制5-HT和NE的重摄取而发挥抗抑郁作用，起效快，4~7天可起效，抗抑郁效果与TCA类相当。主要的副作用有四肢软弱无力、出汗、恶心、便秘、呕吐、嗜睡、口干、头晕、焦虑、视物模糊等。

5. 常见不良反应及处理

（1）对心血管系统的影响：是严重的不良反应，临床上常见有窦性心动过速，直立性低血压，心电图有异常变化，严重者可出现奎尼丁样作用所致传导阻滞或心律失常。处理方法为减量或停药。

（2）对自主神经系统的影响：胆碱能反应，常见有口干、便秘、瞳孔扩大、视物模糊、头晕、排尿困难等反应。临床上多采用对症处理的方法缓解其不良反应。

（3）对中枢神经系统的影响：①镇静作用：常会出现嗜睡、乏力、软弱等反应；②诱发癫痫：三环类抗抑郁剂可以降低抽搐阈值，可能会诱发癫痫；③共济失调：患者双手常出现细微的震颤，若药物剂量过大可能会导致共济失调。应用抗胆碱药可对症治疗。

（4）对代谢和内分泌系统的影响：患者可出现轻微的乳腺胀满、溢乳，多数患者可出现程度不同的体重增加、性功能障碍、月经失调等。性功能障碍会随抑郁症的好转和药物的减少而改善。

（5）过敏反应：轻度可出现皮疹，经对症治疗可以继续用药；对于较严重的皮疹，应逐渐减药或停药。

（6）过量中毒：毒性反应临床表现为昏迷、痉挛、心律失常"三联征"，还可伴有高热、低血压、肠麻痹、瞳孔扩大、呼吸抑制等，甚至危及生命，死亡率高。处理上应及时洗胃、输液，应用毒扁豆碱缓解抗胆碱作用，处理心律不齐，控制癫痫发作。

（7）单胺氧化酶抑制剂的不良反应：比其他抗抑郁药物严重，但新一代单胺氧化酶抑制剂则不良反应较少见，主要有高血压危象、肝损害及其他如头昏、头痛、口干、便秘、视物模糊、猝倒、肌痉挛等。高血压危象可静脉注射α肾上腺素阻滞剂酚妥拉明5mg。用钙通道阻滞剂硝苯吡啶可在5分钟内快速见效，作用持续3～5小时。该药禁止与其他抗抑郁剂联用。

（三）心境稳定剂

心境稳定剂以前被称为抗躁狂药，除抗躁狂作用外，还对双相心境障碍具有缓解抑郁症状和预防复发的作用。

心境稳定剂主要包括锂盐［碳酸锂（1ithium carbonate）］和某些抗癫痫药，如卡马西平、丙戊酸盐等。此外，抗精神病药（如氯丙嗪、氟哌啶醇）及苯二氮卓类药物（如氯硝西泮、劳拉西泮等）对躁狂发作也有一定的疗效。

1. 碳酸锂

（1）作用机制：其抗躁狂的作用机制尚未完全阐明。锂可改善躁狂和抑郁患者的睡眠，并引起脑电图改变，还可引起心电图变化，与低血钾改变类似。

（2）临床应用。

①适应证：碳酸锂的主要适应证是躁狂症，同时对双相情感障碍的躁狂或抑郁发作也有预防作用。

②禁忌证：急性肾炎、慢性肾炎、肾功能不全、严重心血管疾患、重症肌无力、妊娠前三个月以及缺钠或低盐饮食者禁用。

③应用原则：口服是唯一的给药途径，小剂量开始，饭后服用，一般根据患者反应及血锂浓度的高低，逐渐增加剂量。锂盐治疗多在7～10天起效，由于锂盐的中毒剂量与治疗剂量十分接近，故在使用中要密切监测血锂浓度，以此调整药量。血锂浓度的正常范围为0.8～1.0 mmol／L，超过1.4 mmol／L易产生中毒反应，维持治疗的血锂浓度为0.4～0.8 mmol／L。

（3）不良反应及处理。

①一般不良反应：乏力、口渴、口齿不清、恶心、呕吐、纳差、腹泻、步态不稳、手颤、耳鸣、眩晕等。能耐受者可不做特殊处理，不能耐受者应减药或换药。

②中毒反应：血锂浓度超过1.4mmol／L即可出现碳酸锂中毒。引起锂盐中毒的原因很多，老年体弱及易感患者较易发生。中毒症状包括：共济失调、肢体运动协调障碍、肌肉抽动、言语不清和意识模糊，重者昏迷、死亡。一旦出现毒性反应需立即停用锂盐，大量给予生理盐水或高渗钠盐加速锂的排泄，对症及支持治疗，严重者进行人工血液透析。

2. 抗惊厥药物　卡马西平和丙戊酸钠是锂盐的重要辅助药物。卡马西平对难治性躁狂和快速循环型患者疗效较好，但常会伴发较严重的不良反应，故临床使用较为慎重。丙戊酸钠相对较为安全，且患者对其耐受性较好。

3. 其他药物　各种抗精神病药物也可用于躁狂症，常选用镇静作用较强的药物，如氯丙嗪、氟哌啶醇、氯氮平等。多选用快速注射的方法，可使患者能很快镇静。

（四）抗焦虑药

抗焦虑药指用于消除或减轻紧张、焦虑、惊恐，稳定情绪和具有镇静催眠作用的药物。

1. 分类　临床应用的抗焦虑药有多种类型，具体分类及常用药见表5-1。

表5-1　抗焦虑药分类及常用药

类　别		药　名	剂型与规格（mg）	常用剂量（mg/d）
苯二氮卓类	长效	地西泮（安定）	片：2.5	5～10
			针：10	10～20
		氟西泮（氟安定）	片：15	15～30
		氯硝西泮（氯硝安定）	片：2	1～6
		硝西泮（硝基安定）	片：5	5～20
		劳拉西泮（氯羟安定）	片：0.5	0.5～6
	中效	艾司唑仑（舒乐安定）	片：1	1～6
		阿普唑仑（佳静安定）	片：0.4	0.4～20
		三唑仑（海尔神）	片：0.25	0.25～0.5
	短效	咪达唑仑（速眠安）	片：15	15～30
		丁螺环酮	片：5	30～90
非苯二氮卓类黛		黛力新（黛安神）	片：10.5	21～42
		唑吡坦（思诺思，乐坦）	片：10	10～20
		佐匹克隆（忆梦返）	片：7.5；15	7.5～15

2. 苯二氮卓类（BZ）　苯二氮卓类药物目前已成为抗焦虑的首选药物，具有消除焦虑、紧张，稳定情绪和镇静催眠作用，同时还有中枢性肌肉松弛、抗惊厥作用。其不良反应轻，较安全，因而被广泛应用。

（1）作用机制：苯二氮卓类药物是作用于γ-氨基丁酸（GABA）受体，通过增强GABA的活性，进一步开放氯离子通道，使氯离子大量进入细胞内，引起神经细胞超极化，从而起到中枢抑制作用。

（2）临床应用。

①适应证：常用于治疗各类型神经症、各种失眠及各种躯体疾病伴随出现的焦虑、紧张、失眠、自主神经紊乱等症状，也可用于各类伴有焦虑、紧张、恐惧、失眠的精神障碍及激越性抑郁、轻性抑郁的辅助治疗，还可用于癫痫治疗和酒精戒断症状的替代治疗。

②禁忌证：严重心血管疾病、肾病、药物过敏、药物依赖、妊娠前三个月、青光眼、重症肌无力、酒精及中枢抑制剂使用时都应禁用。

③应用原则：使用药物时应根据患者的病情特点选择不同特性的药物，为防止药物依赖产生，宜采用短期、间断、交替及小剂量治疗，应避免两种或三种苯二氮卓类药物合用。用药不宜超过6周，对确需长期服用者，连续用药不应超过3～6个月。

（3）不良反应及处理：常见不良反应有困倦、乏力、头晕、嗜睡、口干、视物模糊、过度镇静，严重者可引起共济失调、吐词不清、暂时性遗忘，甚至出现谵妄、意识障碍。长期用药可产生耐受和依赖性，躯体依赖症状多发生在持续用药6个月以上者，突然停药会产生戒断症状，如失眠、焦虑、激越加重，肌肉震颤、多汗、头痛、恶心，甚至诱发癫痫。因此，抗焦虑药要尽量避免长期使用，停减药物时，应逐渐缓慢进行。

二、药物治疗过程中的护理

（一）护理评估

1. 评估主观和客观资料

（1）认知活动：评估患者有无错觉、幻觉、妄想、注意力、记忆力或智能等方面的异常；对自身状态和周围环境的反应；对自己精神症状的认识能力等。

（2）情感活动：评估患者有无情感活动方面的异常。

（3）意志行为活动：评估患者的步态、动作、语态、食欲和睡眠情况等。

（4）躯体状况：评估患者的意识状态、生命体征、全身营养状况、睡眠状况、饮食状况、排泄状况、生活自理状况等。

（5）精神症状认识状况：评估患者有无自知力，以及自知力损害程度。

（6）社会心理状况：评估患者的家庭环境、各成员之间关系是否融洽、患者在家中的地位；经济状况、受教育情况及工作环境、社会支持系统；患者能否坚持正常工作，与同事家人能否正常相处。

（7）既往健康状况：评估患者的患病史、家族史、药物过敏史。

（8）以往治疗情况：了解患者的用药情况、用药剂量、药物不良反应等。

（9）实验室检查：评估患者的三大常规、心、肝、肾、甲状腺功能以及血电解质等。

2. 评估有无影响服药依从性的因素

（1）与患者有关的因素：疾病严重程度（是精神病还是神经症），疾病越重，依从性越差；有无自知力是影响患者服药依从性的关键因素。

（2）与药物有关的因素：药物剂量大，容易出现较严重的不良反应，从而引起严重的依从性问题。

（3）与医务人员有关的因素：医务人员对患者疾病复发没有充分考虑；出院康复指导工作欠缺，未提出维持治疗的建议或维持治疗的方案（药物剂量、时间）；有时不同医生提出的建议不同或相反，会引起患者对维持治疗的动摇，影响患者服药的依从性；医务人员与患者接触缺乏交流技巧，也是导致服药依从性差的重要原因。

（4）与环境有关的因素：家庭和谐、人际关系好的患者依从性好；社会应激因素少的患者依从性好。

（二）护理诊断

1. 有感染的危险　与粒细胞减少、免疫缺陷、皮肤感染等因素有关。
2. 有外伤的危险　与药物不良反应、步态不稳、体位性低血压等因素有关。
3. 营养失调（低于机体需要量）　与吞咽功能下降、进食少、自理能力下降等因素有关。
4. 遵医行为障碍／不合作　与缺乏自知力、拒绝服药或不能耐受不良反应等因素有关。
5. 生活自理能力缺乏　与药物不良反应、运动障碍、活动迟缓等因素有关。
6. 知识缺乏　与缺乏自知力及对疾病、药物和预防保健相关知识缺乏有关。

（三）护理目标

1. 预防和减少药物不良反应。
2. 预防和减少意外事件的发生。
3. 保证患者营养的基本需求。
4. 增强患者服药和接受治疗的依从性。
5. 帮助患者恢复基本的生活自理能力和适应社会生活能力。
6. 帮助患者掌握有关的疾病知识。

（四）护理措施

1. 生活护理

（1）保持室内空气新鲜，防止感染的发生。

（2）患者的饮食、大小便、睡眠及皮肤、口腔护理。

（3）与患者建立良好的护患关系，了解患者的病情变化和治疗时的心理状态，查找变化原因，采取相应的护理措施，改善患者治疗的依从性，以便取得患者的配合。

2. 用药护理　患者多数因精神症状和缺乏自知力，依从性差，不能主动配合治疗，因此给药时必须严格执行操作规程，防止发生意外事件。

（1）做好三查八对。①三查：取药时查，换药（抽药）时查，放回药时查；②八对：对床号、姓名、药名、剂量、浓度、用法、时间、患者面貌，逐项检查。

（2）发药时应为患者准备好温开水，看着患者把药服下。在不伤害其自尊心的前提下，防止患者藏药，以免影响治疗效果或积攒药物后顿服自杀。

（3）发口服药时，药车不能随便放置，防止患者抢药或打砸药车。

（4）为患者实行各种治疗前，应酌情向患者说明目的和注意事项，告诉患者及其家属按计划服药的重要性，可能产生的不良反应及其减轻方法，以取得其合作与信任。

（5）对不合作的患者，要求两人或数人配合执行，以免发生意外。治疗完毕后，要检查所用物品是否齐全，防止发生意外事件。

（6）注意观察患者服药后的治疗效果和不良反应，如有不良反应，应及时报告医生，换班时交接、记录清楚。

（7）注射用药注意事项，防止注射部位发生红肿硬结，臀部肌肉注射部位要有计划，做好记号，深部缓慢注射。如有硬结发生，可湿敷或用红外线照射红肿部位，以减轻疼痛。静脉注射药物时要缓慢推注，密切观察患者的反应，如有异常情况，立即停止注射，报告医生，采取相应处理措施。

3．安全护理

（1）病房内设备应简单，地板防滑无水迹，以免滑倒。

（2）用药后，不要让患者突然起身活动，防止发生直立性低血压，避免摔伤。

（3）密切观察病情变化，若出现异常情况，及时报告医生，采取相应措施。

（4）注意药物剂量，定期辅助检查，定期检测血药浓度，防止药物中毒。

（5）观察治疗效果，防止患者藏药，及时纠正藏药行为，避免意外事件发生。

（6）对于坚持拒服口服药者，不可强行喂药，护士可告知医生采取其他给药方法。

4．健康教育

（1）做好患者家属的指导和宣传工作，使他们了解有关精神障碍的常识及药物治疗的知识，让他们认识到维持治疗是预防复发的关键因素，了解药物的具体剂量、服用的方法及注意事项，做好对患者服药的监督和检查。

（2）为患者提供一个良好的家庭环境，减少不良刺激，提高服药依从性，保证维持治疗，按照医嘱服药，定期复查。

（3）教导患者家属为患者保管、分发药物，观察患者服药，防止患者藏药或拒绝服药。

（五）护理评价

1．精神症状是否得到控制。

2．有无药物不良反应或反应变轻。

3．能否配合治疗，按时正确服药。

第二节　电休克治疗与护理

电抽搐治疗（ECT）又称电休克治疗（EST），是利用短暂适量的电流刺激大脑，引起患者短暂的意识丧失和全身性抽搐发作，以达到控制精神症状的一种方法。目前，对传统电抽搐治疗进行改良，即在电抽搐治疗前加用静脉麻醉剂和肌肉松弛剂，使患者抽搐明显减轻和无恐惧感，称为无抽搐电抽搐治疗。无抽搐电抽搐治疗具有适应范围广、安全性高、并发症少的特点，是迅速、安全、有效的治疗方法。

一、适应证与禁忌证

（一）适应证

1. 严重的抑郁，有强烈自杀、自伤企图及行为者，明显自责自罪者。
2. 极度兴奋躁动、冲动伤人者。
3. 拒食、违拗和紧张性木僵者。
4. 药物治疗无效或药物治疗不良反应不能耐受者。

（二）禁忌证

1. 脑器质性精神障碍的患者。
2. 心血管系统疾病，如冠心病、高血压、心律失常、心功能不全、心肌梗死、动脉瘤畸形等。
3. 急性全身性感染性疾病、视网膜脱落、青光眼、骨关节疾病。
4. 严重的肝、肾、呼吸系统疾病。
5. 60岁以上的老年人、12岁以下的儿童及孕妇。

（三）并发症

1. 记忆障碍　是暂时性且可逆的，近期记忆最常受损，在治疗停止1～3个月后可恢复。
2. 呼吸暂停　在全身强直性抽搐时或抽搐发作后，易发生呼吸暂停现象，此时须立即疏通呼吸道，给予人工呼吸。
3. 骨折与骨关节脱臼　在传统电抽搐治疗中，由于痉挛发作时肌肉会突然强烈地收缩，因此可造成骨折和脱位。脱位以下颌关节多见，应立即复位；骨折多见4～8胸椎压缩性骨折，应立即进行X光片检查，并作相应处理。
4. 其他　治疗后出现头痛、恶心、呕吐、吸入性肺炎等，有的可出现意识模糊状态，一般在短期内恢复。ECT引起死亡的比例很低，有报道为0.2/10万～3/10万。

> ▋ 知识链接
>
> **ECT的发现与发展**
>
> 　　1934年，匈牙利的神经精神科医生Meduna发现，精神分裂症急性期的患者癫痫发作后精神症状有所减轻，慢性精神分裂症患者自发抽搐后精神症状得

以改善。由此猜测，抽搐可减轻精神病患者的精神症状，经各种试验选用了樟脑。因樟脑诱发抽搐的副作用较多，也难于控制抽搐的有无或发作时间，改用较易控制抽搐发作的静脉注射戊四氮（Cardiazol）的方法，抽搐疗法由此很快传遍了世界。1938年，意大利的Cerletti和Bini经过多次神经病理性试验，将ECT使用于临床。1955年，Saltzman将静脉诱导麻醉药硫喷妥钠（Thiopental Sodium）引入ECT，以消除使用肌松剂后患者的窒息感及对ECT的恐惧感。至此，ECT技术趋于安全、文明和完善，成为现在ECT应用的标准技术，称为改良ECT（Modified ECT）或无抽搐ECT（Non-convulsive ECT，MECT）。

二、电抽搐治疗护理

（一）护理评估

1. 评估患者的精神症状　是兴奋还是抑郁症状，有无自责、自罪感或自杀、拒食，有无冲动、伤人等。
2. 评估患者的用药史　使用的精神药物及剂量，有无药物不良反应等。
3. 评估躯体状况生命体征是否正常，评估心、肺功能及其他脏器功能，有无禁忌证等。
4. 评估患者及家属对电抽搐治疗的认知情况。
5. 评估辅助检查结果　评估实验室检查结果、心电图、脑电图以及影像学等检查结果。

（二）护理诊断

1. 有窒息的危险　与痉挛发作有关。
2. 有受伤的危险　与痉挛发作和治疗后坠床有关。
3. 不合作　与治疗恐惧有关。
4. 知识缺乏　与缺乏电休克治疗相应知识有关。

（三）护理目标

1. 精神症状得到控制。
2. 无并发症发生。
3. 了解治疗过程，减轻恐惧心理。

（四）护理措施

在治疗前应征得家属同意，并签署知情同意书，同时向患者及家属介绍电抽搐治疗的目的、过程、效果、疗程等，以消除或减轻患者的紧张情绪，取得患者的合作。治疗前，做好患者的各项辅助检查，如血常规、血生化检查、心电图、脑电图及X光片检查等。

1. 治疗前护理

（1）环境的准备：①治疗室环境安静、整齐，温度、湿度适宜；②治疗室、等候室、恢复室应尽量分开，以免患者紧张、恐惧，如不能分开，要用屏风遮挡。

（2）用物的准备：电疗机、牙垫、沙枕、毛巾、手套、中单、导电膏、电极、压舌板、开口器、简易呼吸器、氧气设备、血压计。

（3）药物的准备：必要的急救药物如洛贝林、尼可刹米、肾上腺素、毛花苷丙、25%或50%葡萄糖等。无抽搐电抽搐治疗还应准备25%葡萄糖或0.9%生理盐水、硫酸阿托品、异丙酚、氯化琥珀胆碱、皮肤消毒液等。

（4）患者的准备：①治疗的前一天，协助患者清洗头发，以免油垢影响通电效果；②每次治疗前常规测体温、脉搏、呼吸、血压，记录在电抽搐治疗单上，如有异常应报告医师，由医师决定治疗是否继续进行；③治疗前6～8小时禁食、禁水，避免治疗时患者发生呕吐，导致吸入性肺炎；④治疗前督促患者排空大、小便；⑤取下义齿、发卡，解开领扣、裤带。做无抽搐电抽搐治疗的患者治疗前应去除指甲油（以免影响血氧饱和度测查）、测体重等。

2. 治疗过程中的护理

（1）传统电抽搐治疗过程中的护理：①协助患者躺于治疗床上，四肢自然伸直，颈部及两肩胛骨下方各垫一沙枕，防止治疗时患者发生脊柱压缩性骨折；②将牙垫放在患者上下臼齿之间，嘱其咬紧，以防止牙齿损伤或咬破唇舌；③四名护士分别站在患者两侧扶住两侧的肩、髋、膝关节等处，患者痉挛发作时随着抽动自然按扶，不强行按压，防止骨折或脱臼；④发作后，应立即使患者的头偏向一侧，使口腔分泌物自然流出，注意观察患者的呼吸情况，酌情给予举臂压胸式人工呼吸、给氧，必要时遵医嘱给予呼吸兴奋药等；⑤待患者自主呼吸平稳、睫毛反射恢复后，将患者推至恢复室休息。

（2）无抽搐电抽搐治疗过程中的护理：①患者仰卧于治疗床上，让患者身体放松，连接心电监护仪及血氧饱和度监测仪；②用25%葡萄糖20mL或0.9%生理盐水20mL开通静脉通道，确保静注畅通后，遵医嘱依次推注下列三种药物：硫酸阿托品0.5mg（心率超过100次／分时不用），以减少呼分泌物，并兴奋心脏传导系统，防止患者发生心律失常；异丙酚1.5～2.5mg／kg做诱导麻醉；氯化琥珀胆碱0.8～1.0mg／kg使肌肉松弛；③使用麻醉剂和肌肉松弛剂后，根据患者情况，选择治疗参数，如适合的电能量，待睫毛反射迟钝或消失，呼之不应，推之不动，自主呼吸停止时，放好牙垫，开始通电；④发作时，患者表现为面部及四肢肢端出现细微的抽动，此时注意观察血氧饱和度的变化，随时使用面罩加压给氧，使血氧饱和度保持在95%以上；⑤发作结束后，取出牙垫，使患者头后仰，保持呼吸道通畅，直到自主呼吸恢复，呼吸频率均匀，睫毛反射恢复，血氧饱和度平稳；⑥取出静脉穿刺针，将患者推至恢复室休息。

3. 治疗后的护理

（1）密切观察患者的生命体征及意识恢复情况，如出现意识模糊、烦躁不安等症状时，应由专人护理，必要时给予保护，并通知医生。

（2）将患者安置在有床栏的床上，防止坠床和摔伤，保证安全。

（3）保持环境安静，注意给患者保暖，防止受凉。

（4）待患者意识恢复，能正确回答问题并重新认知周围环境后，才能起床活动，协助其进食进水。

（5）注意观察治疗后的反应，如有头痛、呕吐、大汗、面色苍白等不适时，应立即通知医生并给予及时处理。

（6）每次治疗后，应复查患者的口腔及关节的情况，有无咬伤及骨折，以便及时处理。

4. 健康教育

（1）要做好患者及家属的工作，讲解电抽搐治疗的适应证及必要的知识，使其了解有关治疗的注意事项，缓解和减轻患者焦虑、恐惧的心理，以积极的态度配合治疗。

（2）对患者在治疗中提出的问题给予及时解答，解除其疑虑，减轻并发症的影响，使患者建立战胜疾病的信心，达到最佳治疗效果。

（五）护理评价

1. 精神症状得到控制或不再加重。
2. 治疗中不因护理不当发生并发症。
3. 患者能配合治疗。

第三节　心理治疗与护理

一、心理治疗

心理治疗（psychotherapy）是一种以助人为目的专业性人际互动过程。治疗师通过言语和非言语的方式影响患者或其他求助者，引起心理和躯体功能的积极变化，达到治疗疾病、促进康复的目的。

心理治疗的起源可以追溯到古代，如早在古希腊和古埃及时代，人们就利用暗示、音乐和催眠等手段治疗疾病。但古代的心理治疗大多只是一些思想和某些想法，并未形成系统理论和方法。

近代心理治疗始于19世纪末和20世纪初，影响最大的主要有三个流派，称之为心理治疗发展的三个里程碑，分别是：精神分析理论与方法、行为治疗的理论与方法、以人为中心的理论与方法。后来，许多新的心理治疗方法不断被提出和应用，如认知行为疗法、森田疗法、现实治疗和家庭疗法等。据统计，世界上至少有上百种心理治疗方法。目前，使用最多的是折中主义方法，即灵活选择和综合应用各种已有的方法，显示出了心理治疗在实际应用中的灵活性和整合性的特点与趋势。

（一）精神分析疗法

精神分析（psychoanalysis）是由奥地利精神医学家弗洛伊德于19世纪末创立的一种心

理治疗方法。

1. 基础理论 精神分析疗法是通过释梦、自由联想、移情、解释及催眠等方法，挖掘出来访者压抑在潜意识的症结或童年时期的痛苦体验和精神创伤，然后经过解释、分析，把潜意识里的东西意识化，使来访者领悟到心理障碍的症结所在，并正视内心欲望和现实环境的差距，从而采取有效的应对方式，达到消除症状，提高自知力，从而产生深刻的人格变化。

2. 精神分析疗法的技术和方法

（1）释梦：弗洛伊德认为，人的无意识的欲望以梦的形式向外表现，在梦中出现的几乎所有的物体都具有象征意义。梦是人愿望的迂回满足，通过梦最可能获得潜意识的内容。精神分析学家可通过对梦的分析和解释，揭示其中隐义，从而发现压抑在潜意识中的症结，将潜意识意识化，解决来访者心理、行为障碍问题。

（2）自由联想：自由联想的目的是把来访者潜意识中的情感召集到意识中，并以词语表达出来。其基本法则是毫无选择、不予修饰地说出一切在头脑中呈现的事物，就算是微不足道、荒诞不经、有伤大雅的事物，也要如实报告。精神分析学家对其报告加以分析和解释，借此挖掘出潜意识之中的症结所在。

（3）移情：是指来访者把对父母或对过去生活中某个重要人物的情感、态度和属性转移到他人身上的行为方式。通常，在心理治疗时，来访者往往移情于分析师身上，并相应地对其做出情绪反应。

（4）解释：是指通过来访者陈述的思想、情感、经历推测出潜意识里的冲突。分析师运用精神分析理论，通过引导，使来访者逐渐领悟自己的思想、情感和行为的原因、实质。目的是帮助来访者克服抵抗情绪，把潜意识的东西意识化，充分认识到心理障碍的症结所在，有助于问题的进一步解决。

3. 分析性心理治疗 是在精神分析的基础上演变、发展而来的。分析性心理治疗认为，患者对自己症状产生的真正原因和意义并不了解，它们存在于潜意识中，通过挖掘患者潜意识中的心理矛盾和冲突，找到致病的症结，使患者对此有所领悟，从而帮助患者重新认识或重建人格，克服其潜意识冲突。

分析性心理治疗主要适应于癔症、强迫性神经症、恐惧症和抑郁症等。

（二）行为疗法

行为疗法（behavior psychotherapy）又称行为矫正或环境矫正，是根据行为主义理论和原理，通过反复学习和训练，消除适应不良行为，建立新的积极、有效的行为模式的过程。

1. 基础理论 其理论依据来源于三个方面，即巴甫洛夫的经典条件反射学说、斯金纳的操作条件反射学说和班杜拉的观察学习理论。行为学派的理论认为，人的行为，不管是功能性的还是非功能性的、正常的或是病态的，都是经过学习而获得的，也可以通过学习而更改、增加或消除。

2. 行为疗法的技术和方法

（1）松弛疗法：又称"松弛训练法""放松训练"，是心理治疗时采用较多的基础训练和实用有效的心理训练方法。松弛训练可以有效地对抗负性情绪引起的生理心理反应，有助于调节紧张、焦虑和不安，消除疲劳，稳定情绪。

（2）系统脱敏疗法：系统脱敏疗法也叫交互抑制法，是想象暴露法和肌肉松弛训练法相结合而成的一种治疗方法。该疗法最早由南非心理学家沃尔普斯所创立和应用，常用于治疗恐怖障碍。治疗分几个步骤进行：①焦虑分级，即根据某种刺激引起焦虑反应的等级将刺激分级。②肌肉放松训练，要求训练者能在日常生活环境中以随意放松，达到运用自如的目的。③系统脱敏，从最低等级刺激开始进行想象，当患者出现焦虑反应时，引导其进行放松，从而抑制焦虑，焦虑伴随的行为反应（回避行为）也会减弱或消失。当患者对较弱的刺激不再"敏感"、不再引起焦虑时，再逐步增加焦虑的等级，直至对较强的刺激也不引起焦虑反应。

（3）冲击疗法：也叫满灌疗法，与系统脱敏疗法正好相反，在保证安全的情况下，将来访者置于使其感到强烈焦虑、恐惧的刺激情景中，并保持相当长的时间，不允许逃避，直到来访者逐渐适应该事物或情景。此法对恐惧症和其他负性情绪反应疗效明显。

（4）厌恶疗法：是通过惩罚性刺激来消除适应不良行为的方法。当患者出现不良行为时，立即给予一定的刺激，使患者产生痛苦的厌恶反应，如给予电刺激、药物催吐等，也可是想象某种刺激。经过多次治疗，可在不良行为与厌恶反应之间建立起条件反射。以后每当患者出现不良行为时，便产生厌恶体验，最终使患者放弃原有的行为。此法可用于治疗酒精依赖、性变态行为等。

（5）阳性强化疗法：常用于儿童行为问题、进食障碍、慢性精神分裂症的社会康复治疗等。指对患者适应良好的、正常的行为给予奖励，对不良行为或异常行为则不予关注。适应良好的行为包括个人卫生、饮食习惯、人际交往等各个方面。治疗应有计划，对患者的行为方式应有要求，对表现出良好的或按治疗要求做的患者应及时给予奖励。

（6）模仿疗法：又称示范法，模仿疗法通常可采用生活示范、象征性示范（看电影、电视录像、听录音等）、角色扮演、描述的方式，让患者观察示范者的行为以及行为的后果，通过演习、模仿学习到新的行为模式。此法适用于行为适应障碍的治疗，但选择模仿能力强的来访者是治疗成功的重要保证。一般来说，本法更适用于年轻的来访者。示范者的表现是治疗成败的关键，其感染力越强，与模仿者共同之处越多，模仿者的动机、信心越强，治疗效果越好。

（三）认知疗法

认知疗法（cognitive therapy）是根据认知过程影响情感和行为的理论假设，通过认知和行为技术来改变患者不良认知，从而矫正适应不良行为的一类心理治疗方法的总称。具有代表性的是艾利斯的合理情绪疗法、贝克和雷米的认知疗法及梅肯鲍姆的自我指导训练法等。

认知治疗十分重视研究患者的不良认知和思维方式，把自我挫败（情绪障碍和不适应）行为看成是患者不良认知（歪曲的、不合理的、消极的信念或思想）的结果。认知治疗的目的是要矫正患者不合理的认知，使患者的情绪和行为得到改变，即患者的认知、情感和行为三者的相互作用达到和谐。认知治疗的基本技术有识别自动性想法、认知错误、检验和监察。

认知治疗主要适应证有抑郁症、焦虑障碍、进食障碍、自杀行为等。

（四）森田疗法

森田疗法是20世纪20年代由日本的森田正马创立的一种心理治疗方法，主要适用于神经质症患者。森田疗法强调现实生活对人的影响，不追溯过去，启发患者"从现在开始"，在现实生活中接受治疗，鼓励并指导患者像健康人一样生活，由此使患者从症状中解放出来。神经症患者情绪难以自行控制，而行动可受个人的意志支配。森田疗法试图通过改变行为来促使情绪的恢复，并以"顺其自然""照健康人那样做，便成为健康人"等原则指导治疗。此外，森田疗法也注重患者性格的修养，注重治疗者的身教或示范作用。

（五）支持性心理治疗

支持性心理治疗的重点不在澄清、解决心理冲突，而是要建立并保持一种有承受能力的医患关系，给患者以支持、鼓励和安慰，减轻患者的负担，帮助他们不断地克服和解决现实生活中的困难，增强战胜疾病的信心。引导、支持性心理治疗常配合其他疗法，适用于各种精神障碍或精神疾病。

此外，还有暗示疗法、催眠疗法、放松训练、婚姻治疗、家庭治疗、集体心理治疗以及儿童和青少年的心理治疗等，各有一定的适应证和实施方法。

二、心理治疗过程与护理

心理治疗的基本过程包括建立关系、收集信息，心理诊断，制订、实施治疗方案，阶段小结与效果巩固，结束及效果评价五个阶段。心理治疗过程中的护理程序在不同阶段有其不同的工作重点。

（一）治疗前的护理准备

1. 环境准备　心理治疗环境除了安静、整洁、不让他人干扰外，还应努力创造一种家庭化的温馨氛围。

2. 治疗背景材料的准备　要充分了解患者的心理问题、性格、家庭、职业、生活习惯、对求治的期望等，才能有的放矢地接触患者并建立良好的护患关系。

3. 患者的准备　预约患者在心理治疗前半小时到达治疗预备室，让患者休息放松，初步了解患者的情况，做好必要的记录和治疗的准备。护士要根据患者的不同心理状态给予健康指导，适时讲解心理治疗的基本概念、一般步骤和方法等，鼓励患者积极配合医生，走出心理的误区或改变不良的行为模式。

（二）治疗期的护理

心理治疗一般在无第三人干扰的环境中进行。护士在治疗的过程中主要是做治疗者的助手，如保持环境安静、做好资料的收集、提供患者需要的帮助，如催眠治疗的见证人。

（三）治疗后的护理

结束治疗后，护士陪同患者离开治疗室，询问患者有哪些需求；预约好下一次的治疗时间；对治疗效果不满意的患者应耐心听取他们的意见，仔细分析原因，将信息及时反馈给治疗者，与其共同商讨适当的解决办法；保持与患者的紧密联系。

第四节　康复治疗与护理

一、常用的康复治疗法

康复主要是指通过治疗和训练而最大限度地发挥潜力，以便在心理、生理、社会及职业方面达到正常，即用最大的可能达到最理想的效能。精神康复医学的服务对象包括各种类型的精神疾病和精神残疾者，应通过各种功能活动的能力训练，促使患者在生理、心理及社会生活上实现全面康复，达到重返社会的目的。

（一）生活的技能训练

对病情较长的慢性精神衰退患者，应对其进行日常生活活动训练。着重训练个人卫生、饮食、衣着等内容。坚持每日数次手把手督促指导，除了少数严重智力障碍者外，大多数在2~3周内即开始显效，必须持之以恒，一旦放松即会恢复原状。对未达到衰退程度的患者，由于急性期过后残留某些精神障碍而影响日常生活活动者，可采取奖惩、代币疗法等强化训练，目的在于培养其社会活动能力，加强社会适应能力，促进其身心健康。

（二）学习行为的技能训练

对长期住院的精神障碍患者，可采取两种方式对其进行学习行为的技能训练。

1. 进行各种类型的教育性活动　进行时事形势教育、卫生常识教育、文化和科技知识教育等，可提高患者知识水平及培养学习新知识的习惯，内容宜具有知识性、趣味性、科普性。

2. 设置各种培训课程　教授简单的文化知识、简单的绘画、书法与劳作等，在教学过程中应循循善诱，要保持足够的耐心与毅力，不厌其烦地进行训练。

（三）就业技能训练

这方面工作成就较突出的是Liberman及其同事们，他们从20世纪80年代以来开发了一系列较为详尽的社会技能训练模式，包括用药自我管理、症状处置、休闲娱乐活动、基本对话和自理生活等内容，每种模式都配有训练手册、录像带和患者手册。我国同行已开始引进和实施这套训练方法。

　　1．简单作业训练　是通过有目的、有选择的作业活动，改善患者的生活、学习和劳动能力，使其重新融入家庭和社会。这些训练往往是作业程序简单、技术要求低、形式比较单一、品种内容适合大多数患者的工作。这种训练常作为患者就业行为训练前的准备阶段安排，一般可以大面积、经常性开展。

　　2．工艺制作训练　又称"工艺疗法"，主要培训患者的手工业操作。内容有编织、服装剪裁和制作、工艺美术品制作、玩具及装饰品制作等。由于这类训练常需要较强的艺术性及技术性，往往只适合精神障碍程度较轻者。

　　3．职业劳动训练　这是为了患者完全回归社会、重新就业或者变换岗位进行的针对性训练，比如烹饪、理发、打字、文件整理等。这类训练往往是在家属支持、患者病情非常稳定，并且具有相当的受教育程度的情况下实施。

（四）文娱治疗

　　鼓励患者参与群体活动，提高其生活情趣，促进身心健康。这种文娱疗法通常在患者的急性症状减轻后逐步实施，活动内容根据个体情况安排。

　　1．音乐疗法　音乐是人类的"通用语言"，采用音乐治疗的方法可以促进精神障碍患者认知功能的恢复，减缓衰退。此外，选择合适的音乐，可以达到调节情绪波动的作用。

　　2．舞蹈治疗　该方法不仅可以使患者消除紧张不安和低落情绪，还可以进行躯体锻炼。

　　3．阅读和影视治疗　阅读书籍、报纸，欣赏电影、电视，不仅可以丰富患者的生活内容，关键还在于可以使患者间接接触外部世界，了解时事动态，避免与外界隔绝。

　　4．体育活动　包括各种体操、球类、牌类活动等，还包括游戏等。通过体育活动，可以锻炼患者的躯体功能，还能起到克服因为长期服用抗精神病药物引起呆滞的作用。此外，通过体育活动可以增加患者在集体活动中的合作精神和人际交流的能力。

二、康复治疗中的护理

　　现代精神疾病的康复治疗包括院内和院外康复治疗，实施的是连续性护理，如医院病房、门诊部、日间医院、半治疗半家庭机构、患者家中或社区。连续性护理是指精神疾病的患者从医院到社区及家庭能够获得系统连贯的服务。

　　在康复训练中，护理人员应遵循以下原则：

　　1．实用性原则　即提供与现实生产劳动有关的活动内容，使患者体会到劳动的价值、成就感及责任感。

　　2．主动沟通性原则　积极争取患者主动参与，发挥其主观能动性，控制患者潜能，在与他人的合作中建立良好的人际关系。

　　3．适度原则　根据患者的自我控制能力水平，制定恰当的训练标准。

　　4．安全原则　在职业训练中，安全护理应始终处于重要的位置。在外出郊游或接触可能造成伤害的工具时，应加以特别关注。

康复治疗不仅涉及患者工作和生活能力的培养问题，也涉及一部分患者的治疗、自身安全和社会安全的问题。医生应根据患者的病情、需要及实际情况，设计适合患者的康复治疗医嘱。

1. 治疗前的护理 当护士接到患者的康复治疗单后，应亲临病区，阅读患者的病历并与患者做一次深入细致的治疗前谈话。这样一方面可以直接接触患者，掌握其病情，还可以对康复治疗的意义、方法、欲达到的目的、注意事项等予以指导，取得患者的合作。

2. 治疗中的护理 在治疗过程中，护士要时刻注意患者的精神状态变化，如有异常，则立即停止活动，以防意外发生；同时，应仔细观察患者是否适应特殊的康复治疗项目，态度、主动性、精确性、创造性及合作程度如何。护士应认真管理好康复工具和器材，以防破坏和丢失。

3. 治疗后的护理 每个单元治疗结束后，护士应在观察记录的基础上书写康复治疗总结，其内容包括患者参加康复活动以来精神状态的变化、体质情况、体重、饮食、睡眠等，学会了哪些劳动和生活技能，治疗结果判定等。

✍ 本章小结

1. 对精神疾病的治疗护理，现代医学强调的是躯体治疗、心理治疗和心理社会康复的整体医疗模式。临床治疗综合应用药物治疗、电休克治疗、心理治疗和康复治疗。

2. 心理治疗从广义上讲，是指能够解决人们的各种心理问题并改善人们的心理状态，增进心理健康，减轻甚至消除身心疾病的一切方法和措施。狭义的心理治疗则专指心理治疗师对来访者的心理和行为问题进行矫治的过程。

3. 精神疾病康复治疗采用针对性、实用、安全的综合训练方法，提高患者基本生活能力、沟通能力和学习能力，使其具备就业能力，最终帮助其回归社会。

✍ 复习思考题

1. 对于精神分裂症患者，首选治疗方法为（　　　）。
    A. 心理治疗　　　　　　　　　　　B. 支持治疗
    C. 心理咨询　　　　　　　　　　　D. 抗精神病药物治疗
    E. 心境稳定剂

2. 碳酸锂持续用药（　　）才能显效。
    A. 1～2周　　　　　　　　　　　　B. 2～3周
    C. 3～4周　　　　　　　　　　　　D. 1～2个月
    E. 3～4个月

3. 关于无抽搐电休克治疗前护理，下列说法正确的是（　　　）。
    A. 护士应向患者详细说明有关治疗方法

    B. 决定治疗前不必再做相应的躯体检查

    C. 治疗前4小时禁食、禁水

    D. 治疗当天早晨不必测量生命体征

    E. 治疗前无须禁食、禁水

4. 关于无抽搐电休克治疗后护理，下列说法错误的是（　　　）。

    A. 治疗后协助患者头偏向一侧　　　　　B. 治疗后2小时进食团块食物

    C. 监测生命体征　　　　　　　　　　　D. 记录治疗前、中、后的反应

    E. 保持环境安静，注意给患者保暖，防止受凉

5. 精神分析的核心是（　　　）。

    A. 分析和解决无意识冲突　　　　　　　B. 探索无意识内容

    C. 识别处理阻抗　　　　　　　　　　　D. 暴露无意识冲突

    E. 以上都不对

6. 下列（　　　）常用于儿童行为问题的社会康复治疗。

    A. 系统脱敏　　　　　　　　　　　　　B. 冲击疗法

    C. 厌恶疗法　　　　　　　　　　　　　D. 阳性强化疗法

    E. 电抽搐疗法

7. 经典的精神分析技术至少持续（　　　）。

    A. 1年以上　　　　　　　　　　　　　B. 半年以上

    C. 2年以上　　　　　　　　　　　　　D. 3年以上

    E. 5年以上

8. 下列说法正确的是（　　　）。

    A. 冲击疗法是从较弱的刺激开始

    B. 系统脱敏是将患者直接置于最害怕的场合

    C. 老年精神病患者适于冲击疗法治疗

    D. 经过厌恶疗法的多次治疗后，可在不良行为与厌恶反应之间建立起条件反射

    E. 以上都正确

第六章 器质性精神障碍患者的护理

🧑‍⚕️ 学习目标

1. 掌握谵妄综合征、痴呆综合征、阿尔茨海默病的定义、症状特点和护理措施。
2. 熟悉器质性精神障碍患者的护理评估、护理诊断与护理目标。
3. 了解脑器质性精神障碍和躯体疾病所致精神障碍的病因和发病机制。

第一节 概　述

一、基本概念

精神障碍通常分为"器质性"精神障碍和"功能性"精神障碍两大类。但需注意，器质性与功能性的区分只是相对的、有条件的，随着医学科学的发展，已经在许多"功能性"精神障碍，如精神分裂症及心境障碍等的遗传学、生物化学和病理学等研究中，发现了神经系统的病理变化。

器质性精神障碍是指由于脑部疾病或躯体疾病引起的精神障碍。

二、分类

脑部器质性疾病或损伤所致的精神障碍称为脑器质性精神障碍：包括脑变性疾病、脑血管病、颅内感染、脑外伤、脑肿瘤、癫痫等所致精神障碍。躯体疾病所致的精神障碍是由脑以外的躯体疾病引起的，如躯体感染、内脏器官疾病等（躯体疾病所致的精神障碍曾被称为"症状性精神病"）为躯体疾病所致的精神障碍。但是，脑器质性精神障碍与躯体疾病所致精神障碍不能截然分开。

（一）常见的脑器质性精神障碍

1. 阿尔茨海默病（AD）。
2. 血管性痴呆（VD）。
3. 颅内感染所致精神障碍。

4. 脑外伤所致精神障碍。

5. 脑肿瘤所致精神障碍。

6. 癫痫性精神障碍。

（二）常见的躯体疾病所致精神障碍

1. 躯体感染所致精神障碍　常见如肺炎、败血症、破伤风、伤寒、流感、狂犬病等。

2. 内脏器官疾病所致精神障碍　常见如肺性脑病、肝性脑病、心源性脑病、肾性脑病等。

3. 内分泌疾病所致精神障碍　常见如甲亢、甲低、肾上腺皮质亢、经前综合征、糖尿病等。

4. 免疫性疾病所致精神障碍　常见如类风湿性关节炎、系统性红斑狼疮等。

（三）常见的器质性综合征

1. 急性脑病综合征如谵妄。

2. 慢性脑病综合征如痴呆综合征。

3. 遗忘综合征（柯萨可夫综合征）。

第二节　脑器质性精神障碍的临床特点与护理

一、脑器质性精神障碍的临床特点

（一）谵妄

谵妄（delirium）是一组表现为急性、一过性、广泛性的认知障碍，尤以意识障碍为主要特征。因急性起病、病程短暂、病变发展迅速，故又称为急性脑病综合征（acute brain syndrome）。住院患者的谵妄发生率一般在10%～30%之间，而在全麻外科手术后，谵妄发生率可高达50%。

1. 病因及发病机制　导致谵妄的原因很多，包括：①感染；②代谢及内分泌紊乱；③电解质紊乱；④颅内损伤；⑤手术后的状态；⑥药物等。

有关谵妄的发病机制研究较少。有人曾提出胆碱能假说，发现血浆抗胆碱药物浓度与谵妄密切相关。心理社会应激如亲人丧亡或迁移到陌生的环境等对谵妄发生具有诱发作用。谵妄患者的认知障碍和脑电波慢活动是由于普遍的脑氧化代谢降低所致。

2. 临床表现　谵妄通常急性起病，症状变化大，通常持续数小时或数天，典型的谵妄通常10～12天可完全恢复，但有时可达30天以上。有些患者在发病前可表现出前驱症状，如坐立不安、焦虑、激越行为、注意涣散和睡眠障碍等，前驱期往往持续1～3天。

谵妄的意识障碍有明显的昼夜节律变化，表现为昼轻夜重。定向障碍包括时间和地点的定向障碍，严重者会出现人物定向障碍。记忆障碍以即刻记忆和近记忆障碍最明显。睡眠-觉醒周期不规律，可表现为白天嗜睡而晚上活跃。好转后患者对谵妄时的表现或发生的事大都遗忘。

3. 治疗　对于谵妄的治疗主要包括病因治疗、支持治疗和对症治疗。

（1）病因治疗：是指针对原发脑部器质性疾病的治疗。

（2）支持治疗：一般包括维持水电解质平衡，适当补充营养。

（3）对症治疗：是指针对患者的精神症状给予精神药物治疗。

（二）痴呆

痴呆（dementia）是指较严重的、持续的认知障碍。临床上以缓慢出现的智能减退为主要特征，伴有不同程度的人格改变，但没有意识障碍。因起病缓慢，病程较长，故又称为慢性脑综合征（chronic brain syndrome）。

1. 病因及发病机制　引起痴呆的病因很多，见表6-1。

表6-1　痴呆的病因

类　型	主要疾病或病理过程
中枢神经系统变性疾病	阿尔茨海默病、额-颞叶痴呆、亨廷顿病、克-雅氏病（CJD）、帕金森病、路易体痴呆
颅内疾病	脑占位性病变：肿瘤、慢性硬膜下血肿、慢性脑脓肿
	感染：脑炎、脑膜脑炎、神经梅毒、艾滋病、痴呆
	创伤：脑外伤
代谢障碍和内分泌障碍	内分泌障碍：艾迪生病、库欣综合征、高胰岛素血症、甲状腺功能低下、垂体功能减退、甲状旁腺功能亢进、甲状旁腺功能减退、肝功能衰竭、肾功能衰竭、肺功能衰竭、慢性电解质紊乱
	肝豆状核变性（Wilson's disease）
	维生素缺乏：维生素B_1、烟酸、叶酸、维生素B_{12}等缺乏
血管性疾病	血管性痴呆
中毒、缺氧	酒精、重金属、一氧化碳、药物、缺氧等

2. 临床表现　痴呆的发生多缓慢隐匿。记忆减退是常见症状。早期出现近记忆障碍，学习新事物的能力明显减退，严重者甚至找不到回家的路。随着病情的进一步发展，远记忆也受损，严重的患者常以虚构（confabulation）的形式来弥补记忆方面的缺

损。思维缓慢、贫乏，对一般事物的理解力和判断力越来越差，注意力日渐受损，可出现时间、地点和人物定向障碍。

患者可出现人格改变。通常表现为兴趣减少、主动性差、情感淡漠、社会性退缩，但亦可表现为脱抑制行为，如冲动、幼稚行为等。情绪症状包括焦虑、易激惹、抑郁和情绪不稳等。

患者的社会功能受损，对自己熟悉的工作不能完成；晚期生活不能自理，运动功能逐渐丧失，甚至穿衣、洗澡、进食以及大小便均需他人协助。

3. 治疗　首先，及早治疗可治疗的病因；其次，需评估患者认知功能和社会功能损害的程度，以及精神症状、行为问题和患者的家庭与社区资源等。

治疗的原则是提高患者的生活质量，减轻患者给家庭带来的负担。重要环节是维持患者躯体健康，提供安全、舒适的生活环境，对症治疗，包括提供充足的营养、适当运动、改善听力和视力及躯体疾病的治疗等。

（三）遗忘综合征

遗忘综合征（amnestic syndrome）又称柯萨可夫综合征（Korsakoff's syndrome），是由脑器质性病理改变所导致的一种选择性或局灶性认知功能障碍，以近事记忆障碍为主要特征，无意识障碍，智能相对完好。

1. 病因及发病机制　引起遗忘障碍的常见原因是下丘脑后部和近中线结构的大脑损伤，但双侧海马结构受损偶尔也可导致遗忘障碍。酒精滥用导致硫胺（维生素B_1）缺乏是遗忘障碍最常见的病因。

2. 临床表现　主要是严重的记忆障碍，特别是近记忆障碍，注意力和即刻记忆正常。患者学习新事物很困难，记不住新近发生的事情。另外，常有虚构，患者因为近记忆缺损，常捏造生动和详细的情节来弥补。其他认知功能和技能则保持相对完好。因此，患者可进行正常对话，显得较理智。

（四）阿尔茨海默病

阿尔茨海默病（Alzheimer's disease，AD）是一组病因未明的原发性退行性脑变性疾病。多起病于老年期，潜隐起病，病程缓慢且不可逆，临床上以智能损害为主。

AD的发病率与年龄呈正相关，女性多于男性。65岁以上的老年人中痴呆的患病率约为5％。患病率随着年龄增加而增加，80岁以上的患病率可达20％以上。

1. 病因和发病机制　AD的发病危险因素包括：年老、痴呆家族史、21-三体综合征家族史、脑外伤史、抑郁症史、低教育水平等。

AD的病理学改变包括神经元纤维缠结、老年斑、颗粒空泡变性、神经元丧失和星形细胞增生。受累神经元有树状突的进行性变性，蛋白合成活性降低，神经细胞传递受损。通过SPECT检测可显示AD的顶-颞叶联络皮质有明显的代谢紊乱；AD的神经病理学改变为脑重量减轻，可有脑萎缩、脑沟回增宽和脑室扩大。SP和NFT大量出现于大脑皮层中，是诊断AD的两个主要依据。

案例

女，72岁，汉族，已婚，中学文化程度，退休。

患者2年前开始出现记忆力问题。初时表现为记不住客人的名字，记不住看过的新闻等。后记忆下降逐渐明显，以致重复购买相同的食品，烧水忘了关火致使水壶烧干，并发展到遗失贵重物品包括钱包和存折等。2个月前上街，出现找不到回家路的状况，使得家人四处寻找。过去注意仪表，病后却懒于洗澡换衣，最近连吃饭也要家人督促。入院后检查显示：衣貌欠整洁，有纽扣扣错。多问少答，回答简单或错误。记忆力检查提示近记忆很差，如不能回忆早餐内容等。未发现典型的幻觉、妄想及抑郁、焦虑情绪等，但情感反应较简单、冷漠。各项生化指标无阳性发现。CT发现皮质性脑萎缩和脑室扩大。家属称其母高龄时也有类似症状。

2．临床表现

AD通常起病隐匿，为持续性、进行性病程，无缓解，由发病至死亡平均病程8～10年，但也有些患者病程可持续15年或以上。AD的临床症状分为两方面，即认知功能减退症状和非认知性精神症状。认知功能障碍可参考痴呆部分，常伴有高级皮层功能受损，如失语、失认或失用和非认知性精神症状。根据疾病的发展和认知功能缺损的严重程度，可分为三期：

第一期：遗忘期。此期表现为特别健忘，并在记忆障碍的同时，渐渐出现计算能力、认识能力和定向力障碍，活动范围减少，但尚能保持日常生活能力，基本上不需旁人帮助。此期是本病持续最长的一期。

第二期：精神错乱期。此期痴呆持续加重，病情急转直下，认识功能进一步减退，伴有失认、失语和失用，思维情感障碍及个性人格改变明显，行为明显异常，部分患者可出现少动、假面具脸和肌张增高，也可见偏瘫发作，日常生活已难自理，需他人帮助。

第三期：痴呆期。患者严重痴呆，处于完全缄默、完全卧床、完全丧失生活自理能力的状态，常伴有恶病质、肌强直和大小便失禁。

知识链接

以美国肯塔基大学Snowdon为首的一些学者，在1996年发表了一项有趣的研究，该研究旨在明确早年语言能力与老年认知功能及阿尔茨海默病的发生有无关系。研究在20世纪90年代初美国Milwaukee等地的修道院中进行，共有93位年龄在75～95岁之间的修女参加了研究。研究的一方面根据58年以前，也就是这些修女在22岁左右写的自传。让人惊奇的是：在14位去世的修女中，早年思想深度低的修女，经神经病理学的检测发现均患有阿尔茨海默病；而早年思想深度高的修女无一罹患阿尔茨海默病。

3. 治疗　AD治疗包括药物治疗与非药物治疗。认知功能障碍的药物治疗较多，但临床疗效不确切。AD患者大脑的胆碱乙酰基转移酶（ChAT）和乙酰胆碱酯酶（AchE）活性比常人降低，因此AchE抑制剂可改善患者的记忆障碍。此类药物如多那培佐（donepezil）（商品名为安理申Aricept），副作用较少，并无明显肝功能异常。约1/3的AD患者治疗有效，可使认知功能改善，但不能痊愈。

AD发病率与年龄有关，男性多于女性。导致AD的危险因素尚不清楚，但通常认为与卒中的危险因素类似，如高血压、冠状动脉疾病、房颤、糖尿病、高血脂、吸烟、高龄、既往卒中史等。

二、脑器质性精神障碍的护理

（一）护理评估

1. 生理状况　评估患者有无呕吐，呼吸速率、脉搏速率、血压情况，皮肤颜色、弹性等。

2. 认知活动　评估患者有无注意力不集中，记忆、分析、判断及计算能力是否降低，有无错觉、幻觉等。

3. 情感活动　评估患者有无情感淡漠或焦虑。

4. 人格方面　评估患者有无人格改变的表现。

（二）护理诊断

1. 有受伤的危险　与患者处于意识障碍状态及不熟悉的环境、生活方式改变、照顾者没有经验等有关。

2. 营养失调　与患者咀嚼或吞咽困难、不思饮食、缺乏营养知识、情绪紧张、心情抑郁而厌食等有关。

3. 吞咽障碍　与神经肌肉受损、面部麻痹有关。

4. 急性意识障碍　与脑结构性改变、感染性因素、癫痫及环境或人际关系的不良刺激有关。

5. 有自杀的危险　与患者处于抑郁状态、支持系统不足、患者无安全感或有自我生存危机有关。

6. 有暴力行为的危险　与身体不适、睡眠形态改变，感知觉障碍，极度焦虑、惊恐或愤怒反应等有关。

7. 不合作　与患者否认疾病；患者或家属对治疗缺乏信心、缺乏有关知识；患者与照顾者关系不好，对提供照顾或对环境不满意等因素有关。

8. 睡眠形态紊乱　与疼痛、不舒适，焦虑、恐惧、兴奋、抑郁等不良情绪，缺乏运动或活动过多，白天睡眠过多及生活方式或环境改变等因素有关。

9. 生活自理能力缺陷　与意识障碍，神经、肌肉功能障碍，焦虑、抑郁，认知障碍及老年人的视力和运动能力下降有关。

（三）护理目标

1. 患者能够减少或不发生外伤。

2. 患者能从口摄入足够的营养，或增加摄入营养物的品种和数量。

3. 患者尽量不发生误吸和噎食的危险。

4. 患者能够保持良好的意识水平。

5. 患者能够自诉与其情感状态有关的感受。

6. 照顾者和周围人不受伤，患者所处环境不受破坏。

7. 患者表现合作，并能理解不合作的后果。

8. 患者能够得到充足的睡眠，或睡眠量有增加，表现出较好的精神面貌。

9. 患者的生活自理能力提高。

（四）护理措施

1. 为意识障碍、智能障碍患者特别是病情较重者安排专人护理，或指导协助照顾者做好患者的安全护理。

2. 做好进食前后患者口腔卫生。鼓励患者与其他人共餐，提供愉快、舒适、优美的进餐环境；允许患者选择个人嗜好食物，帮助代购或准备食物。对于不能进食或不宜进食的患者，采用鼻饲或其他途径保证摄入足够营养。

3. 监测患者吞咽反射情况。注意防止患者口咽分泌物吸入气管或支气管的危险；为刚刚消除吞咽障碍及吞咽障碍较轻的患者喂食时，仍应注意少量、慢速进行。

4. 减少或去除危险因素。详细向患者介绍环境，且在改变患者居室及房内布局时，或进行操作前做详细解释，以减轻患者焦虑或恐惧，并争取患者合作。

5. 尽量满足患者的合理需求。为患者安排适宜的娱乐活动、作业劳动。告诉患者及照顾者与患者暴力行为发展的有关因素，鼓励患者表达不适并提出要求。

6. 对因智能障碍而导致不合作的患者治疗护理时，应耐心给予解释和鼓励，防止批评指责患者。

7. 尽量减少或消除影响患者睡眠形态的相关因素，如治疗躯体、精神不适和疾病，协助医生调整影响睡眠规律的药物种类、剂量或给药时间。

8. 向患者和照顾者说明营养、个人清洁卫生的重要性，教给患者及照顾者进食、喂食，洗澡及个人清洁卫生的技能。

（五）护理评价

1. 患者所存在的护理问题是否去除。

2. 患者的危险因素是否减少。

3. 患者能否得到足够营养。

4. 患者吞咽障碍是否去除。

5. 患者睡眠形态紊乱是否改变。

知识链接

日本《AREA》杂志认为，退休后易得老年痴呆症的上班族类型有下列几种：①对年节送礼馈赠非常热心者；②对上司绝对服从，对下属相当严厉者；③喜欢将部下的功劳归己，将自己的失败归他人者；④假日与家人外出时习惯穿西装打领带者；⑤对演艺界绯闻或家人闲聊话题完全摸不着边者；⑥不善闲谈、不会讲笑话、缺乏幽默感者；⑦一点也不觉得猫、狗等小动物可爱者；⑧生活步调相当固定，不被同事或部下喜欢者；⑨对同事或朋友的升迁反应过敏者；⑩对音乐、电影毫无兴趣，并且对玩电子游戏嗤之以鼻者。

第三节　躯体疾病所致精神障碍的临床特点与护理

一、躯体疾病所致精神障碍的临床特点

躯体疾病所致精神障碍（mental disorders due to physical diseases）是由于脑以外的躯体疾病所导致的精神障碍。

（一）病因

常见病因包括躯体感染、内脏器官疾病、内分泌障碍、营养代谢疾病等。

（二）临床表现

躯体疾病所致精神障碍的临床表现主要有：意识障碍、认知障碍、人格改变、精神病性症状、情感症状、神经症样症状或以上症状的混合状态。患者常有日常生活能力或社会功能的受损。

不同躯体疾病所致的精神障碍有一些共同的临床特征：

1．精神障碍与原发躯体疾病的病情在程度上有平行关系，在时间上有先后关系。

2．躯体疾病急性发作常引起意识障碍，慢性躯体疾病常引起智能障碍和人格改变，智能障碍和人格改变也可由急性期迁延而来。在急性期、慢性期、迁延期均可以叠加精神病性症状、情感症状及神经症症状等。

3．精神障碍缺少独特症状，同一疾病可以表现出不同的精神症状，不同疾病又可表现出类似的精神症状。

4．治疗原发疾病及处理精神障碍，可使精神症状好转。

（三）治疗

1．病因治疗　首先必须治疗原发的躯体疾病，停用可能引起精神障碍的药物等。

2. 支持治疗　纠正酸碱平衡失调及水、电解质紊乱；补充营养、维生素和水分。

3. 控制精神症状　因年龄、躯体疾病、药物间的相互作用等原因，对于躯体疾病所致精神障碍的患者，使用精神药物要慎重，起始剂量应更低，剂量应逐渐增加；当症状稳定时，应考虑逐渐减少剂量。对存在攻击行为或行为紊乱的患者，可考虑短期使用抗精神病药物。抑郁患者可用抗抑郁药，但须注意三环类抗抑郁药的副作用，特别要禁用于心脏传导阻滞、前列腺肥大或青光眼的患者。

二、躯体疾病所致精神障碍的护理

（一）护理评估

1. 主观资料　评估患者所出现的各种幻觉、妄想、谵妄、意识障碍、兴奋、易激惹、遗忘等的临床表现及程度。

2. 客观资料　评估生命体征有无异常，并按照原发病特点收集资料。

3. 相关因素　心理社会因素、身体素质、反应性、应激性等。

（二）护理诊断

1. 意识障碍　与感染、中毒、高热等因素有关。

2. 有暴力行为的危险　与情感障碍有关。

3. 有受伤的危险　与意识障碍、错觉及幻觉有关。

4. 生活自理缺陷　与意识障碍有关。

5. 睡眠形态紊乱　与环境改变、高热或躯体不适有关。

（三）护理目标

1. 患者能够保持良好的意识水平，意识障碍不继续加重。

2. 患者能够减少或不发生外伤。

3. 生活自理能力改善。

4. 住院期间清洁无异味，不发生并发症。

5. 恶劣心境、精神病性症状、饮食及睡眠状况改善。

（四）护理措施

1. 基础护理

（1）建立良好的护患关系，有耐心，关怀、尊重患者，进行有效的沟通。

（2）仔细观察生命体征的变化、意识状态、出入量，保持呼吸道的通畅。

（3）生活护理：搞好晨晚间护理，保持床单的清洁整齐，防止压疮，及时增减衣服被子，防止受凉，预防继发感染。痴呆患者外出要戴胸卡。

（4）饮食护理：提供营养丰富、易于消耗的食物，对吞咽困难者给予流质或半流质饮食，必要时鼻饲。

（5）睡眠和大小便的护理。

2．安全护理

（1）将患者安置在易观察、安全、舒适、安静的房间里休息，其活动范围应在护理人员的视线内，兴奋躁动的患者要分开管理。

（2）采取适当的措施，防止发生意外。

①对意识障碍的患者，应安置在重症病房，由专人护理，防止坠床或摔伤。

②癫痫患者在癫痫大发作时要防止下颌脱臼，舌头咬伤，保护好四肢，防止骨折。

③对有自杀、自伤或攻击危险的患者应持续观察，不能脱离护士的视线，必要时保护性约束，重点观察。

④对抑郁的患者，应安置在易于观察及安全的房间，避免单独活动，严密观察病情，防止消极行为。

⑤鼓励患者积极参加工娱活动，适当鼓励患者进行活动和简单的手工操作，促进疾病的康复。

3．心理护理

（1）要尊重患者，和蔼可亲，细致耐心倾听患者诉说。

（2）经常帮助患者确认现实环境的地点、人物、时间，以维持其对现实的辨别能力。

（3）若患者因偏瘫、失语而产生自卑、消极、急躁等情绪，护士要主动关心患者，配合家属给予精神上的支持。

（五）护理评价

1．患者的意识障碍减轻或消失。

2．患者无意外事件及躯体并发症发生。

3．患者自理能力、自知力恢复，睡眠改善。

✘ 本章小结

1．器质性精神障碍是指由于脑部疾病或躯体疾病引起的精神障碍。脑部器质性疾病或损伤所致的精神障碍称为脑器质性精神障碍，躯体感染所致精神障碍称为躯体器质性精神障碍。

2．谵妄是一组表现为急性、一过性、广泛性的认知障碍，尤以意识障碍为主要特征。因急性起病、病程短暂、病变发展迅速，故又称为急性脑病综合征。

3．痴呆是指较严重的、持续的认知障碍。其中最常见的是阿尔茨海默病。

✘ 复习思考题

1．下列不属于急性脑器质性精神障碍临床表现的是（　　　）。

　　A．幻觉　　　　　　　　B．错觉　　　　　　　　C．妄想

　　D. 意识清晰　　　　　　　　　E. 定向障碍

2. 关于谵妄的描述，正确的是（　　）。

　　A. 偶尔会有冲动行为，但不会发生自伤

　　B. 错觉和幻觉多为非恐怖性

　　C. 有幻觉，但没有定向障碍

　　D. 不会产生被害妄想

　　E. 患者突然变得安静时病情可能加剧

3. 阿尔茨海默病的早期核心症状主要是（　　）。

　　A. 性格改变　　　　　　　B. 记忆减退　　　　　　　C. 言语功能障碍

　　D. 幻觉　　　　　　　　　E. 谵妄

4. 下列有关阿尔茨海默病最优选的影像学检查方法是（　　）。

　　A. CT　　　　　　　　　　B. MRI　　　　　　　　　C. PECT

　　D. SPECT　　　　　　　　E. x线

5. 患者，男性，78岁。家属反映其近两年来常忘记刚发生过的事情，经常"丢三落四"，甚至忘记回家的路，说话有时颠三倒四，有时候会莫名其妙生气，性格明显改变，多疑、糊涂、害怕。

　　请根据以上病史资料，回答下列问题：

　　（1）该患者最有可能患何种精神障碍？

　　（2）提出针对该患者的主要护理措施。

第七章 精神活性物质所致
精神障碍患者的护理

学习目标

1. 熟悉精神活性物质、药物依赖、戒断综合征、耐受性、滥用的概念及精神活性物质的分类。
2. 掌握精神活性物质滥用的临床表现。
3. 掌握精神活性物质所致精神障碍患者的护理措施。

第一节 概 述

人类药物滥用的历史可追溯至几千年前，但只是近三四十年来才对药物滥用的概念和定义有了较明确和科学的解释。20世纪70年代末期以来，国际毒潮不断侵袭中国，过境贩毒引发的毒品违法犯罪活动死灰复燃，吸毒人数持续上升，毒品案件不断增多。目前，全国各省、自治区、直辖市都不同程度地存在与毒品有关的违法犯罪活动，中国已由毒品过境受害国转变为毒品过境与消费并存的受害国。需要强调的是，从公共卫生角度看，由于吸烟、饮酒人群基数大，所造成的健康影响亦不容忽视。

一、概 念

（一）精神活性物质

精神活性物质（psychozctive substances），又称成瘾物质，是指来自体外能影响人类情绪、行为、意识状态，并能造成依赖作用的一类化学物质，人们使用这些物质的目的在于取得和保持某些特殊的心理、生理状态。

毒品是社会学概念，指具有强烈成瘾性，其使用受法律程序的严格管理和控制的一类化学物质。我国的毒品主要指阿片、可卡因、大麻、兴奋剂等药物。

（二）药物依赖

药物依赖（drug dependence）又称药物成瘾（drug addiction），是指对某些药物有一种强烈的渴求，并反复应用该药物，以获得快感或避免戒断反应为特点的一种精神和躯体的病理状态。

药物依赖又分为躯体依赖（physical dependence）和精神依赖（psychological dependence）。躯体依赖又称为生理依赖，指患者对精神活性物质的需求产生耐受性或中断使用会产生戒断症状，由于反复用药所造成的一种病理性适应状态。精神依赖又称为心理依赖，是指患者对药物的心理渴求，以期获得服用成瘾药物后的特殊快感。

（三）戒断综合征

戒断综合征（withdrawal syndrome）指停止或减少使用精神活性物质的剂量或使用药物的拮抗剂所出现的特殊心理、生理症候群。其机制是由于长期用药后，突然停药引起的适应性反跳。戒断综合征的典型表现是患者停药后8～12小时出现打哈欠、流涕、出汗等症状；12～15小时出现焦虑、烦躁、鸡皮疙瘩、寒战畏寒、喷嚏、心率增快、血压上升、顽固失眠、软弱无力、全身疼痛等症状。

（四）耐受性

耐受性（tolerance）是一种状态，指药物使用者必须增加使用剂量方能获得所需的效果，或使用原来的剂量则达不到使用者所追求的效果。

（五）滥用

滥用（abuse）是指不适当地反复使用精神活性物质，并导致明显不良后果，如不能完成重要的工作、学业，损害了躯体、心理健康，导致法律上的问题等。

二、常见的精神活性物质

根据精神活性物质的药理特性，将之分为以下种类：

1. 中枢神经系统抑制剂（depressants）　能抑制中枢神经系统，如巴比妥类、苯二氮卓类、酒精等。

2. 中枢神经系统兴奋剂（stimulants）　能兴奋中枢神经系统，如咖啡因、苯丙胺、可卡因等。

3. 大麻（cannabis, marijuana）　大麻是世界上最古老、最有名的致幻剂，适量吸入或食用可使人欣快，增加剂量可使人进入梦幻状态，陷入深沉而爽快的睡眠之中，主要成分为四氢大麻酚（简称THC）。

4. 致幻剂（hallucinogen）　能改变意识状态或感知觉，如麦角酸二乙酰胺（LSD）、裸盖菇素（psilocybin）、仙人掌毒素（mescaline）等。

5. 阿片类（opiates） 包括天然、人工合成或半合成的阿片类物质，如海洛因、吗啡、阿片、美沙酮、二氢唉托啡、哌替啶、丁丙诺啡等。

6. 挥发性溶剂（solvents） 如丙酮、苯环己哌啶（PCP）等。

7. 烟草（tobacco）。

三、精神活性物质所致精神障碍原因

（一）生物学因素

人类、动物依赖形成后，在中枢神经系统中会产生一系列神经递质、受体等方面的变化，现在已发现脑内存在对吗啡有特殊亲和力的吗啡受体，推测药物依赖性的迅速形成可能与外源性吗啡与吗啡受体的结合有关。

（二）心理因素

部分药瘾者，特别是青年人，在服药前有某种程度的性格、品德障碍，如学习成绩差、逃学或违纪，心理健康总体水平明显低于正常人。吸毒者的人际关系、强迫症状、敌对及偏执等因子也呈现明显异常，存在敏感多疑、易激惹、耐受力差、人际关系不良、回避现实、执拗等心理特点。吸毒者多有反社会行为，其行为为社会、亲友、家庭所不容，这与强迫、敌对、偏执及人际关系因子明显高于正常人有关。

（三）社会因素

社会文化对精神活性物质滥用的发生有一定的影响。多数精神活性物质都有增加正性情绪的作用，但精神活性物质同样具有负性强化作用。

总之，药物滥用的原因不能用单一的模式来解释，与药物的可获得性、遗传素质和人格的易感性以及社会文化因素有关，它们之间相互交叉，相互影响，互为因果。

第二节 常见精神活性物质所致精神障碍的临床特点

一、酒精（乙醇）所致精神障碍

随着我国经济的发展，酒生产量及人均消耗量均有明显增加，由饮酒造成的各种危害、酒精依赖住院率也随之增加，与之相关的疾病明显增加，应引起充分的重视。

（一）酒精的作用及机制

经口摄入的酒精，多数在小肠的上部吸收，经血液循环进入全身的脏器，2%～10%

的酒精经呼气、尿、汗排泄；剩余的部分在体内代谢为乙醛、乙酸，最后代谢成水和二氧化碳。

酒精的代谢场所主要在肝脏内，有两大系统参与酒精的代谢：乙醇脱氢酶系统和微粒体乙醇氧化系统。大部分的酒精是通过乙醇脱氢酶系统代谢的，其中乙醛脱氢酶是限速酶。

在以上的代谢中，需要多种酶及辅酶的参加，产生一些中间产物，如氢离子、丙酮酸、嘌呤类物质，在大量饮酒后，可出现高乳酸血症、高尿酸症（痛风发作）；长期大量饮酒容易使体内的脂肪氧化受阻，大量的脂肪酸以及中性的脂肪积蓄、堆积在肝脏内，形成脂肪肝、高脂血症、动脉硬化等；亦能损害肝细胞，导致酒精性肝炎、肝硬化等。

（二）临床表现

酒精的损害有急性及慢性之分。急性病变常为急性胃、食管出血等，慢性病变常为长期大量饮酒，引起各脏器的损害，表现在中枢及周围神经系统以及肌肉、心脏、肝脏、胰脏、消化道等受损。

1. 急性酒精中毒

有大量饮酒史，醉酒的严重程度与血液酒精浓度密切相关，主要表现为冲动性行为、易激惹、判断力及社交功能受损，并有诸如口齿不清、共济失调、步态不稳、眼球震颤、面色发红、呕吐等表现。如果中毒较深，可致呼吸、心跳抑制，甚至生命危险。

2. 慢性酒精中毒

（1）酒精依赖（alcoholic dependence）：俗称酒瘾（alcohol addiction），是一种特殊心理状态，由于反复饮酒引起对酒的渴求和需要饮酒的强迫性体验。酒瘾者有以下特点：停止饮酒出现戒断综合征，如双手粗大震颤，出汗、恶心呕吐，情绪激动等，恢复饮酒则症状迅速消失。为避免停酒出现上述症状，而表现为对酒的强烈渴求或努力觅酒行为。

（2）戒断反应。

①单纯性戒断反应：长期大量饮酒后停止或减少饮酒量，在数小时后出现手、舌或眼睑震颤，并有恶心或呕吐、失眠、头痛、焦虑、情绪不稳和自主神经功能亢进，如心跳加快、出汗、血压增高等，少数患者可有短暂性幻觉或错觉。

②震颤谵妄：是在慢性酒中毒、长期酒依赖的基础上，突然停酒或显著减少饮酒量（大约在48小时后）时出现的一种短暂发作的急性中毒性意识障碍。

（3）酒中毒性幻觉症：酒依赖者突然停饮或骤然减少饮酒量后，48小时内出现幻觉，表现为持续的、生动鲜明的视听幻觉，幻视多为动物，幻听多为责骂、威胁等对使用者不利的言语。病程长短不定，但不超过6个月。

（4）酒中毒性妄想症：慢性酒中毒者在意识清晰情况下，出现嫉妒妄想与被害妄想，受其支配可出现攻击、凶杀等行为。

（5）酒中毒性脑病。

①柯萨可夫精神病：也称柯萨可夫综合征，常在一次或多次震颤谵妄发作后发生。临

床以近记忆缺损为主，常伴有虚构、错构及定向障碍。

②酒精中毒性痴呆：大脑功能损害，出现人格改变、持续智力减退、长期记忆障碍，甚至痴呆（个人生活不能自理，失语、失认、失用，二便失禁等）。

（三）治疗

1. 治疗原则　戒酒是治疗能否成功的关键步骤。一般而言，在临床上应根据患者酒依赖和中毒的严重程度灵活掌握戒酒的进度，轻者可尝试一次性戒酒，而对酒依赖严重的患者应采用递减法逐渐戒酒，避免出现严重的戒断症状以致危及生命。

2. 对症及支持疗法　针对患者出现的精神症状，可选用氟哌啶醇或地西泮。因多数患者神经系统损害且躯体营养状况较差，应给予促进神经营养的药物治疗，同时补充大量的维生素，尤其是 B 族维生素。

3. 心理治疗　主要是厌恶疗法。戒酒硫能抑制肝细胞乙醛脱氢酶，使酒精代谢停留在乙醛阶段，出现显著的体征或症状，从而使患者见酒生畏而达到戒除的目的。

二、阿片类物质所致精神障碍

阿片类物质指任何天然的、合成的，对机体产生类似吗啡效应的一类物质，可通过口服、注射或吸入等不同途径进入体内，可分布到机体任何组织，包括胎儿。

临床上主要利用其强烈的镇痛作用，但因其致欣快和抗焦虑作用而被滥用，成为主要的吸毒药品。

（一）临床表现

1. 阿片类依赖

常见的是吗啡和海洛因成瘾，以中青年男性多见。常见的临床表现为：初次使用阿片类药物，许多人会有恶心、呕吐、头昏、乏力、视物模糊等不适感。重复使用多次后不适感消退，欣快感逐渐显露，短时间强烈快感后，随之进入松弛状态，似睡非睡，感到宁静、温暖、愉悦、幻想生动、飘飘欲仙。随后进入短暂的精神振奋期，表现为情绪高涨、思维活跃等，持续2～4小时。随着使用次数的增加，快感也逐渐减弱或消失，代之出现以下不适症状：

（1）精神症状：情绪低落，易激惹。性格改变明显，如自私、说谎、缺乏责任感，记忆力、注意力下降。不运动，不见阳光，失眠、昼夜颠倒。智力一般无障碍。

（2）躯体症状：营养差，体重下降，食欲丧失，头晕、心悸、冷汗、性欲减退，体温或高或低。

（3）神经系统症状：震颤，缩瞳，腱反射亢进，脑电图轻度异常等。使用者为消除不适，维持快感，不断加大吸食量，只要减量或断药，即出现戒断综合征。

2. 戒断综合征

（1）精神症状：明显内感性不适、情绪恶劣、烦躁不安、嗜睡，但又不能入睡。重者出现精神运动性兴奋或抑制。

（2）躯体症状：打哈欠、流鼻涕、流泪、寒战、出汗、发热、瞳孔扩大、脉搏、呼吸加快，血压升高，甚至抽搐，重者出现骨骼疼痛、短暂意识障碍，伴生动鲜明的幻觉。

（3）过量与中毒：多有意识不清，重者深度昏迷。常表现为呼吸极慢、皮肤冷黏、体温下降、血压下降、肌肉松弛、肺水肿、少尿或无尿，瞳孔极度缩小，缺氧严重时瞳孔扩大，对光反射消失。

（二）治疗

现代公认的治疗方案，并非着眼于躯体症状一个方面，而是从吸毒成瘾的机制出发，从生物—心理—社会模式方面全面考虑。这种现代戒毒模式包括脱毒、康复、后续照管三个阶段。

1. 脱毒阶段　脱毒阶段是整个治疗计划的第一步，首先必须在隔离的环境中进行，无论是强制性的还是自愿的，一定要切断一切成瘾药物，杜绝成瘾药物和物质的渗入。

（1）替代治疗：常用药物有美沙酮（methadone）和丁丙诺啡（buprenorphine）。

（2）非替代治疗。

①可乐定：使用后可解除阿片类物质戒断所引起的自主神经症状和情绪改变。

②中草药针灸：能有效促进机体的康复，促进食欲，并且不存在撤药困难问题。

2. 康复阶段　主要采用心理疏导、正面教育、社会帮助、体育锻炼、改善营养等措施，矫正患者的不良心理、行为态度，完成心理上的康复，使戒毒者重返社会，成为社会所接纳的人。

3. 后续照管阶段　指戒毒者回归社会之后，建立起一个监督、扶持、帮教系统给予后续照管，以便对戒毒者提供心理、专业或职业辅导以及其他方面的支持与帮助，使他们能作为一个正常人重新适应社会并融入正常的社会生活之中。

4. 心理治疗　作为综合治疗措施的一部分，心理治疗的应用对于每个成瘾者都是十分必要的。

（1）认知治疗帮助患者对自身存在的问题有一个正确的认识。

（2）行为治疗、行为矫正、系统脱敏、生物反馈及气功等疗法作为辅助治疗手段也有一定的作用。

三、镇静、催眠、抗焦虑药所致精神障碍

（一）临床表现

1. 中毒症状　镇静催眠药中毒症状与醉酒状态类似，表现为冲动或攻击行为、情绪不稳、口齿不清、判断失误、共济失调、站立不稳、眼球震颤、记忆受损，甚至昏迷。

2. 戒断症状　一般于停药1～3天后出现，轻者表现为焦虑、彻夜不眠、兴奋、头

痛，重者出现全身肌肉抽搐，癫痫大发作或幻觉。一般经过2～4周消失。巴比妥类戒断症状较严重，甚至可出现生命危险。

（二）治疗

1. **脱毒治疗** 减量要缓慢，在减药过程中若出现严重戒断症状，应暂停减量。也可用替代治疗，即用长效巴比妥类药物来代替短效巴比妥类。苯二氮卓类脱瘾治疗与巴比妥类相似。

2. **急性中毒** 巴比妥类药物中毒无特效解毒剂，应立即洗胃和增加排泄。苯二氮卓类中毒使用氟西尼解毒效果显著。

四、中枢神经兴奋剂所致精神障碍

中枢神经兴奋剂又称精神兴奋剂，包括苯丙胺（安非他明）、甲基苯丙胺（冰毒）、3，4-亚甲二氧基甲基安非他明（MDMA，摇头丸）、麻黄素、芬氟拉明、哌甲酯（利他林）、匹莫林等。苯丙胺类兴奋剂（ATS）广泛用于医疗，如芬氟拉明用于减肥，利他林、匹莫林、苯丙胺等用于儿童多动症，苯丙胺还可用于发作性睡病。

ATS具有强烈的中枢神经兴奋和欣快作用，使用ATS后可致舒适感、警觉增加，话多，运动能力增加，特别是静脉使用后，很快便思维活跃、精力充沛，可体验到难以言表的快感，还可导致头昏、抑郁、焦虑、激越、注意力减退等。数小时后，便全身乏力、精神压抑、倦怠、沮丧，即进入所谓的沮丧期。戒断症状在停药后48～72小时达到高峰。

长期服用ATS可引起慢性中毒，表现为瞳孔扩大、血压升高、心率加快、反射亢进、欣快、无疲劳感、精神活动无目的性，最后出现明显的精神症状或衰竭。长期大量服用ATS可能出现分裂样精神障碍、躁狂—抑郁状态及人格和现实解体症状，还可出现明显的暴力倾向。

≡知识链接

ATS具有强烈的中枢神经兴奋和致欣快作用。中等剂量可使患者感觉舒适、话多、活动能力增强等；也可导致焦虑、激越等，一般认为容易产生精神依赖。急性中毒症状主要表现为中枢神经系统和交感神经系统兴奋症状。长期服用可出现人格改变、分裂样精神障碍等。

第三节　常见精神活性物质所致精神障碍患者的护理

一、护理评估

（一）精神活性物质滥用史评估

1. 使用精神活性物质的情况　目前所存在的问题（依赖、滥用、中毒等）、使用的药物、滥用的方式、开始使用与成瘾的时间、剂量、规律。既往治疗用药及药物的不良反应。

2. 物质成瘾的原因　朋友引诱、好奇、无聊、疾病的原因、医源性因素。

3. 觅取行为　如收集、藏匿、偷窃等。

（二）健康状况评估

1. 一般情况　生命体征、营养状态、体重，皮肤有无注射痕迹、瘢痕，有无各种感染。

2. 神经系统状况　检查腱反射、震颤、周围神经损伤等，有无胃痛、胸痛、恶心、呕吐、厌食等自主神经紊乱症状。

3. 有无戒断症状和并发症。

4. 相关实验室检查结果。

（三）心理社会评估

1. 心理状况　评估患者的情绪有无焦虑、抑郁、易激惹；认知过程有无感知、思维、智力、记忆力、注意力等方面的改变；人格上有无反社会、易冲动等异常改变。

2. 社会功能　患者的家庭、职业、经济状况；家庭成员、朋友有无物质使用障碍者；患者学习、工作、生活自理及人际交往能力有无减弱；有无因物质使用障碍所导致的法律问题。

3. 社交功能　家庭是否和睦，学习、生活、工作压力状况及近期有无负性生活事件的发生等；家庭成员、朋友、领导、同事对护理对象的态度。

二、护理诊断

1. 急性意识障碍　与精神活性物质严重中毒和戒断反应有关。

2. 营养失调——低于机体需要量　与精神活性物质的摄取及滥用致吸收不良有关。

3．认知改变　与精神活性物质过量中毒、戒断反应有关。

4．有暴力行为的危险——针对自己或他人　与精神活性物质中毒、戒断反应、认知改变、定向力障碍等有关。

5．有受伤的危险　与中枢神经系统兴奋有关。

6．社交障碍　与戒断反应、滥用和依赖行为、价值观不被社会接受有关。

三、护理目标

1．承认自己所存在的问题与药物使用之间的关系。

2．对进食感兴趣，能按时就餐，维持正常的营养状况。

3．能说出精神活性物质的滥用与身体健康的关系。

4．能有效地控制自己的情绪和行为，无自伤、伤人及毁物行为发生。

5．在压力环境下，能应用恰当的应对方式而非服用药物。

6．逐步主动行使社会功能和承担社会责任。

四、护理措施

（一）生活护理

1．饮食护理　精神活性物质依赖者饮食无规律，食欲下降，厌食，甚至拒食。护士应每餐观察进食情况，保证充足的营养，必要时鼻饲或静脉给予营养支持。

2．睡眠护理　精神活性物质依赖者往往存在顽固性失眠，易诱发复吸或增加对镇静催眠药物的依赖可能性。因此应合理用药，每种药物的使用时间不宜过长。

（二）安全护理

对有精神症状的患者，应提供安全的环境，以减轻患者的恐惧心理。患者入院3～5天后，大多数处于戒断反应最严重的时期，患者因难以克制生理上的痛苦和心理上的依赖，而强烈要求提前出院或想外逃，因此要密切关注他们的言谈举止，及早发现不良苗头，防患于未然，以保证病室及患者安全。

（三）对症护理

1．戒断症状护理　密切观察戒断症状的出现，适时用药。在此期间患者应卧床休息，避免剧烈活动，减少体力消耗，站立时要缓慢，不应突然改变体位。

2．过量中毒护理　首先确认是何种药物所致，然后进行相应处理，如洗胃、催吐、应用拮抗剂等。密切观察患者的生命体征变化、保持水电解质及能量代谢平衡。

3．药物副作用护理　密切观察药物副作用，服药时严格遵守服药制度，按时给药，严格督促服药，静脉用药时注意及时调整滴速，并观察心率、血压、呼吸、瞳孔等的变化，备好急救药品和器械。

（四）心理护理

建立良好的护患关系，尊重但不迁就患者；加强认知干预，使患者重获对生活的控制力，自觉抵制精神活性物质；指导患者进行有效的情绪调控；协助患者建立正确的心理防御机制。正确处理患者的常见心理问题，如否认、低自尊等。

（五）健康教育

1. 严格执行药政管理法，加强药品管理和处方监管，加强法制宣传和检查工作，严格掌握此类药物的临床适应证。

2. 加强精神活性物质的卫生宣传工作，普及此类物质不适当使用易致成瘾性的知识，提高人们对此类物质的警觉性。

3. 严格控制对成瘾药的非法需求，打击非法种植和贩运毒品的违法行为。

4. 重点加强对高危人群的宣传和管理。

5. 对已成瘾接受治疗者，护士应向患者及家属详细讲解配合戒毒的基本常识，指导患者正确对待戒毒过程中的痛苦，学会自我管理、自我控制、自我调节，从而成功战胜药瘾。

五、护理评价

1. 患者生命体征是否正常，有无并发症。
2. 患者是否有显著的进步并已戒除酒精或药物依赖。
3. 患者是否可以正常与人交往。
4. 患者营养状况是否得以改善。
5. 患者能否控制不良情绪，对外界反应是否合适且不需要使用依赖物质。
6. 患者能否正常工作、与大家友好相处。

本章小结

1. 精神活性物质包括中枢神经系统抑制剂、中枢神经系统兴奋剂、致幻剂和挥发性溶剂四大类。

2. 酒精所致精神障碍包括急性酒精中毒和慢性酒精中毒两大类，治疗从生物治疗和心理治疗两方面入手。

3. 阿片类物质所致精神障碍包括依赖表现、戒断综合征和过量中毒三大类，常导致休克、肺炎、呼吸衰竭而死亡。

复习思考题

1. 下列成瘾物质不属于阿片类的是（　　　　）。

A．海洛因   B．吗啡   C．可卡因

D．杜冷丁   E．阿片

2．由肝脏完成的酒精代谢占（   ）。

A．60%   B．70%   C．75%

D．80%   E．90%

3．酒精的戒断症状一般发生在断酒（   ）。

A．8小时内   B．12小时内   C．24小时内

D．36小时内   E．72小时内

4．目前酒依赖戒断综合征的首选替代药物是（   ）。

A．苯二氮卓类   B．美沙酮   C．纳洛酮

D．丁丙诺啡   E．胺腆酮

5．几乎所有酒依赖患者均缺乏维生素（   ）。

A．A族   B．B族   C．C族

D．D族   E．E族

6．癫痫发作多发生在断酒后（   ）。

A．4～6小时   B．6～12小时   C．12～48小时

D．48～72小时   E．72～96小时

7．王某，男性，53岁，23岁时开始饮酒，酒量日增，现在每天饮白酒500mL，啤酒5瓶，无法完成工作，情绪低落，觉得活着没意思，有轻生的念头，在家人的劝说下住院戒酒治疗。

（1）该患者最容易受损的部位是（   ）。

A．肝脏   B．肾脏   C．肺

D．心脏   E．脾脏

（2）护理人员为该患者制定的下列护理目标属于短期目标的是（   ）。

A．患者的自尊及自信心增强

B．患者具备应对压力的能力

C．患者能表达自己的内心感受

D．患者不发生因酒依赖戒断所造成的并发症

E．患者营养状况得到改善

8．患者，男，28岁，高中文化，××市人。2003年因交友不慎沾染上毒品海洛因，开始是烫吸，后来毒瘾越来越大，最终发展到静脉注射。先后强戒过三次，但每次戒断一段时间后，又开始吸毒，就这样反反复复。最近患者经常听到有人在说他的坏话，有人在控制他的大脑，有人要害自己和全家。常自言自语说："闷，闷，闷得慌……"同时还不断捶打自己的胸口。家里人叫他去看病，他说自己没病。2010年5月30日晚上又说有人要害自己和家人，从三楼跳下，于2011年7月在家人的带领下到××市精神病院就诊。

体格检查：消瘦、恶病质，右腿股骨骨折沿未完全愈合，跛行。甲状腺无异常，四肢皮肤上有许多陈旧性针眼。

精神检查：患者无明显的意识障碍，注意力不集中，记忆减退，自知力部分丧失；思维散漫（如答非所问），破裂性思维（谈话内容缺乏意义），语言上缺乏逻辑性和连贯性，且具有知觉障碍（如幻觉）和被害妄想；在情感上具有双相情感障碍，如有时情感高涨，有时又情绪低落且长期处在被害妄想的恐惧中；行为紊乱，白天处于抑制状态，晚上却处于兴奋状态且有过激行为（如自杀）。

通过了解得知，患者在家从小什么事情都受到家里人的特别照顾，性格比较内向。吸毒后，长期生活在焦虑和压抑中，处于想戒又戒不了的矛盾中，心理长期受着毒魔的侵蚀，痛苦不堪。

请根据以上病史资料，回答以下问题：

（1）评估患者的生理、心理和社会状况，列出护理诊断措施。

（2）制订患者的护理计划及护理措施。

第八章　精神分裂症患者的护理

学习目标

1. 掌握精神分裂症的概念、护理评估、护理问题、护理目标、护理措施及护理评价。
2. 熟悉精神分裂症的临床类型、特征及治疗原则。
3. 了解精神分裂症的病因、发病机制及诊断要点。

第一节　概　　述

一、概　念

精神分裂症（schizophrenia）是一组病因未明的重型精神疾病，具有特征性的思维、情感和意志行为等多方面的障碍，以精神活动和周围环境不协调，以及自身认知活动、情绪情感活动、意志行为活动不协调和人格解体等"分裂"症状为主要特征，故又称为分裂症。

精神分裂症多起病于青壮年，一般无意识障碍，病程多为慢性迁延，呈反复加重或恶化，但部分患者可保持痊愈或基本痊愈状态。

据世界卫生组织估计，全球精神分裂症的终身患病率大概为3.8‰～8.4‰；美国的研究表明，终身患病率高达13‰。我国目前约有780万精神分裂症患者，但其治疗比例仅为20%～30%，其中相当一部分患者没有得到应有的治疗和护理。由于人们对其认识与重视不足，先兆症状未被发现，以致延误治疗，致残率较高，而且其康复与回归社会的效果也不够理想。

二、病因及发病机制

精神分裂症病因迄今不明，目前认为本病的发病原因是多元化的，是遗传、神经生化和心理社会等多种因素互相作用所致。

（一）生物因素

1. **遗传因素** 通过双生子及寄养子研究，证明遗传因素是精神分裂症最可能的素质因素。

（1）家系研究：国内外有关专家的家系研究调查发现，亲属中的患病率要比一般人群高10倍，且与患者血缘关系越近，发病率越高。

（2）双生子试验：比较同卵双胎与异卵双胎的同病率，发现同卵双生子的同病率（56.7%）是异卵双生子同病率（12.7%）的4.5倍，是一般人口患病率的35～60倍。说明遗传因素在本病发生中具有重要作用。

（3）寄养子试验：研究发现，精神分裂症母亲所生子女从小寄养出去，生活于正常家庭环境中，成年后仍有较高的患病率。如调查母亲为精神分裂症的47名子女，自幼寄养在父母精神健康的家庭，与47名双亲健康的寄养子女作对照，成年后调查，试验组5人患精神分裂症，对照组无人患病；病态人格试验组有22人，对照组有9人，两组有显著差异，提示遗传因素在本病发病中具有主要作用，而环境因素的重要性较小。

2. **大脑结构的异常** 随着医学影像学的应用和发展，如CT、MRI等，尤其是PET，更提供了在活体身上研究大脑功能活动的手段，肯定了精神分裂症患者脑结构异常，发现有30%～40%患者有脑室扩大和沟回的增宽，提示存在脑组织萎缩或其他脑结构异常。

3. **神经生化方面的异常** 目前主要有以下三个方面的假说：

（1）多巴胺（DA）功能亢进假说：20世纪60年代提出的精神分裂症多巴胺假说是许多假设中较为有意义的一个，即中枢边缘系统DA活动过度，导致精神分裂的阳性症状，如妄想、幻觉等。经典抗精神病药物如吩噻嗪类和丁酰苯类是强有力的DA体阻断药，其通过阻断DA受体发挥治疗作用。以上研究证明多巴胺活动过度与精神分裂症的发生有关。

（2）5-羟色胺（5-HT）假说：早在1954年，有学者提出精神分裂症患者脑中5-HT的传递可能有所减少。国内研究（沈渔邨、张文各，1983）发现分裂症患者有情感行为异常时，5-HT含量明显低于一般人群，随症状消失而恢复正常。

（3）氨基酸类神经递质假说：中枢谷氨酸功能不足可能是精神分裂症的病因之一。谷氨酸功能不足可能导致情感淡漠、退缩等阴性症状，抗精神病药物的作用机制之一就是增加中枢谷氨酸功能。

4. **其他素质因素** 人格异常的人，如表现为好幻想、敏感、内向、孤僻、思维缺乏逻辑性等，有人称之为分裂样人格。

（二）社会心理因素

1. **环境因素** 主要包括下列几点：①家庭中父母的性格，言行、举止和教育方式（如放纵、溺爱、过严）等都会影响子女的身心健康或导致个性偏离常态。②家庭成员间的关系及其精神交流的紊乱。③生活不安定、居住拥挤、职业不固定、人际关系不良、噪声干扰、环境污染等均对发病有一定作用。

2．心理因素　一般认为，生活事件可诱发精神分裂症。如失学、失恋、学习紧张、家庭纠纷、夫妻不和、意外事故等均对发病有一定影响，但这些事件的性质均无特殊性。因此，心理因素也仅属诱发因素。

综合各种因素，目前比较一致的观点是：生物性因素特别是遗传因素是精神分裂症发病的重要因素，心理、社会因素对本病具有诱发作用。

第二节　精神分裂症的临床特点

精神分裂临床症状十分复杂和多样，在疾病不同阶段、不同的临床类型，常表现出不同的典型症状。

一、临床表现

一般将精神分裂症的发展过程分为三个阶段：前驱阶段、发展阶段、后期阶段。

（一）前驱阶段

前驱阶段是精神分裂症的早期阶段，症状不典型、不明显，特征性症状未充分表现。前驱期长短不一，起病急者，前驱期短；起病缓慢者，前驱期长。由于前驱症状不具有特异性，症状的频率出现较低，患者对其有合理化的解释，且其他方面基本正常，此时不易发现或易被忽视。前驱阶段的主要临床表现为：

1．性格改变　个体原来稳定的人格特征发生了变化，如原来勤快、热情、助人为乐、干净整洁的人变得懒散、对人冷淡或漠不关心、孤僻、不注意个人卫生、不遵守劳动纪律、工作学习能力下降等，此时易误认为是思想问题或工作学习压力过大所致，不易识别。

2．类神经症症状　表现出不明原因的焦虑、抑郁、不典型强迫、注意力下降、失眠及白天萎靡不振、头痛等症状，易误诊为"神经衰弱"，但患者对症状的描述和态度不同于神经症，也不迫切要求治疗。

3．语言和行为的改变　出现不可理解的语言和行为，如某高校一男生每日早晨5点起床，面墙而立，说是为了防止驼背。

（二）发展阶段（核心症状）

发展阶段表现出精神分裂症最典型、最突出的精神症状，国内外学者一般将精神分裂症的症状划分为两大类：一类为特征性症状，另一类为其他症状。

1．特征性症状　精神"分裂"为其特征性症状，即患者的精神活动脱离现实，与周围环境不协调，思维、情感、意志活动之间不协调，具有特征的诊断意义。

（1）思维障碍：患者思维障碍是通过其语言和文字反映出来的，有经验的精神科护士通过与患者的交流，基本可以判断精神分裂症的倾向。主要表现为同精神分裂症患者交谈困难。思维障碍表现如下：①思维联想障碍：患者在意识清楚的情况下出现思维散漫、思维贫乏等。②思维逻辑障碍：主要表现为患者逻辑推理荒谬离奇（如逻辑倒错）、出现病理性象征性思维、词语新作等。③妄想：常见被害妄想、关系妄想及影响妄想，还可见疑病妄想、钟情妄想、嫉妒妄想等。④被动体验（被揭露感、被洞悉感）：是精神分裂症常见的症状之一，患者对自身精神与躯体活动失去自主性，丧失了支配感，感到自己的躯体运动、思维活动、情感活动、冲动行为等是受人控制的，有一种被强加的被动体验，内心非常痛苦。

（2）情感障碍：情感淡漠、情感不协调是其特征。情感淡漠的患者对亲朋好友、同事不关心；病情严重时，对周围任何事物缺乏应有的情感反应，对外界一切刺激无动于衷。情感倒错的患者在谈到自己或家人的不幸遭遇时满面笑容，流着眼泪唱欢乐的歌曲等。

（3）意志与行为障碍：主要表现为意志活动减少或缺乏。患者活动明显减少，行为变得更加孤僻、被动，不主动与人来往，社会功能明显受损；病情严重时会失去对生活的基本要求，不料理个人卫生，可以连坐几个小时而没有任何自发活动，完全脱离外界环境；有些患者表现为意向倒错，如吃一些不能吃的东西（泥土、肥皂），无故伤害自己的身体；部分患者表现出违拗、刻板动作、模仿动作或出现幼稚、愚蠢、离奇的动作，甚至有冲动、自伤、伤人等行为发生。

（4）内向性：主要表现为患者不愿意与人交往，孤僻、独处，不愿暴露病态体验，常有自言自语、自笑等行为特征。

以上精神分裂症特征性症状可以概括为"4A"症状：思维联想障碍（association）、情感障碍（affect）、矛盾意向（ambivalence）、内向性（autism）。

2. 其他症状

（1）感知觉障碍：精神分裂症最突出的感知觉障碍是幻觉，以幻听最为常见，可为评论性、议论性、命令性幻听。在意识清楚的情况下反复出现持续性的、顽固的幻听，是精神分裂症的重要症状。幻视也较常见，常与幻听同时存在；幻味、幻触较少见；感知综合障碍也较少见，有时体形感知综合障碍稍有多见。

（2）紧张综合征：包括紧张性木僵和紧张性兴奋性两种状态，两者可交替出现，是精神分裂症紧张型的主要诊断特征。

（3）人格解体：精神分裂症人格解体患者认为自己的一部分内心体验或活动不属于自己，如头和身体"分家"，走路时自己的腿不存在，自己分裂成2个或3个人，丧失了"自我"的感觉。

（三）后期阶段

经治疗后患者部分可获临床痊愈，部分残留类似神经衰弱的症状，部分可呈发作性，部分患者迁延恶化形成精神衰退。

■知识链接

　　英国学者Crom提出了精神分裂症阳性症状和阴性症状两个综合征的概念。阳性症状指精神活动异常或亢进，包括幻觉、妄想、行为紊乱、情感不稳定且与环境不协调等，也称为Ⅰ型精神分裂症；阴性症状指精神活动减弱或缺乏，如思维贫乏、情感淡漠、意志活动减退、社会隔离、反应迟钝等，也称为Ⅱ型精神分裂症。研究发现，两者在临床症状、对抗精神病药物的反应、预后、生物学基础上都有不同之处，按此法分型将生物学和症状学结合在一起，有利于临床治疗药物的选择。Ⅰ型和Ⅱ型精神分裂症的主要区别见表8-1。

表8-1　Ⅰ型和Ⅱ型精神分裂症的主要区别

	Ⅰ型精神分裂症（阳性症状）	Ⅱ型精神分裂症（阴性症状）
生物学基础	多巴胺功能亢进	脑细胞退化（额叶萎缩）
临床特征	妄想、幻觉、冲动	思维贫乏、情感淡漠、意志活动减退
对抗精神病药物反应	良好	差
预后	良好	差

二、临床分型

（一）偏执型

　　精神分裂症偏执型为精神分裂症最常见的临床类型，又称妄想型。本型发病年龄较晚，多在30岁以后，起病多较缓慢。其主要症状为幻觉及妄想，并伴有精神分裂症的其他基本症状。

　　发病初期，患者往往先有环境异样的感觉或妄想性知觉，然后出现牵连观念、被害、嫉妒、钟情、非血统等妄想。多数患者可伴有与妄想内容相应的幻觉（幻听最多），少数患者可因原发性妄想形式突然起病。患者的幻觉和妄想内容多较离奇、抽象、脱离现实，而情感行为则常受妄想幻觉的支配。如由于被害妄想的影响，患者闭门不出，表现愤怒和恐惧不安，犹如大祸临头；或进行谩骂、报复、伤人、自伤等。有嫉妒妄想的患者对爱人进行监视、追踪。内向性症状除表现为不暴露自己的病态体验外，绝大多数患者都沉湎于幻觉或妄想之中，行为孤僻、离群，不与周围接触，对外界漠不关心。此型患者一般智能保存良好，人格保持亦较完整。

（二）青春型

　　精神分裂症青春型是精神分裂症较常见的一种临床类型。多在青春期急性或亚急性起病。临床主要表现为言语增多，内容荒诞离奇，想入非非，思维零乱甚至破裂；情感喜怒无常，变化莫测；表情做作，好扮鬼脸；行为幼稚、愚蠢、奇特，常有兴奋冲动。

患者的本能活动亢进，也可有意向倒错，如吃脏东西、吃痰、吃大小便等。幻觉生动，妄想片断常零乱不固定，内容荒诞，与患者的愚蠢行为相一致。有时出现离奇的象征性思维，如患者用手拍肚子，以示宽宏大量。

（三）单纯型

精神分裂症单纯型较少见。多见于青少年期，缓慢起病，病程持续进行性加重。主要是逐渐发展的人格衰退。表现为日益加重的孤僻、懒散，学习、工作能力下降，思维贫乏、情感淡漠、意志缺乏，幻觉妄想不明显。

（四）紧张型

精神分裂症紧张型大多起病较急，多见于青年或中年。主要表现为紧张性兴奋和紧张性木僵，两者可交替出现，或单独发生。

临床上以紧张性木僵为多。紧张性木僵的突出表现是运动性抑制，轻者动作缓慢，少语少动；重者终日卧床，不食不动，缄默不语，对周围环境刺激不起反应，以致唾液留在口内也不咽不吐，顺口角流下。肌张力增高，可出现蜡样屈曲，被动性服从，有时则相反，出现主动性违拗，此时可出现模仿动作，模仿言语。偶可伴幻觉及妄想。一般持续数周及数月。

紧张性兴奋则以突然发生的运动性兴奋为特点，患者行为冲动，不可理解。如患者突然起床，砸东西，伤人损物，无目的地在室内徘徊，动作古怪作态，言语零乱，可出现语词新作及模仿言语。症状可持续数日或数周。

（五）其他类型

临床上各型部分症状同时存在，但难以归于上述四型，称未分化型（或未定型）。除传统四型外，还有未定型、精神分裂症后抑郁，以及残留型等。

临床常见精神分裂症常见分型及特点见表8-2。

表8-2　精神分裂症常见分型及特点

	偏执型	青春型	单纯型	紧张型
发病率	常见	有下降趋势	较少见	有下降趋势
发病年龄	中年期	多在18～25岁	青少年	青壮年
主要表现	妄想，多伴有幻听，情感不稳，行为冲动	起病急，发展。情感不稳、思维破裂和行为幼稚	起病隐匿，持续发展。情感淡漠、思维贫乏、意志活动缺乏	发病急，呈发作性，可自动缓解。紧张性木僵和紧张性兴奋
预后	较好，少有人格衰退	稍差，易复发而导致衰退	差，因不易早期发现而发展到精神衰退	较好

三、治疗与预后

(一) 治疗原则

精神分裂症的治疗以抗精神病药物治疗为主，同时辅以心理和社会康复，以达到降低复发率、最大限度地改善患者的社会功能和提高生活质量的目的。

1. 抗精神药物治疗　在疾病的前驱期、急性发作期及间歇期，都可使用药物治疗和防治，特别是第一次发病的患者，药物治疗效果最好，所需药量较小，如及时、系统、有效地控制疾病，康复的机会很大，预后也较好。在疾病的恢复期，尚需药物维持治疗以防止症状复发，尽量保证患者在低剂量的药物治疗中有较好的社会适应能力及较少的药物不良反应。首次发作的维持治疗至少持续1年，然后逐步减药直至停药；屡次发作患者，维持治疗应持续5年，甚至终生，维持的药物剂量为治疗量的1/3~1/2。常用的抗精神病药物有：

（1）传统的抗精神病药物：常用药物有氯丙嗪、奋乃静、三氟拉嗪、舒必利等，抗精神病药物的使用应因人而异，可根据患者的典型临床症状、年龄、不同个体对药物的耐受性及可能出现的不良反应来合理选择药物，以阴性症状为主的患者宜选用三氟拉嗪、舒必利等；对于服药不合作或依从性差的才可选用长效制剂。

（2）非典型抗精神病药物：主要包括利培酮、粤氮平、氯氮平等。此类药物的主要特点是能够有效控制精神分裂症的阴性症状，同时在纠正感知觉障碍和思维障碍等阳性症状方面效果也较好，不良反应少，特别是锥体外系不良反应轻于传统抗精神病药物，所以容易被患者接受。

2. 电休克（ECT）治疗　精神分裂症具有躁动、冲动伤人、木僵或亚木僵状态、或明显阴性症状者较适合电休克治疗，或在药物治疗的基础上合并使用电休克治疗，可缩短病程，有利于患者尽快康复。电休克治疗6~12次为一个疗程。采用电休克治疗时要严格掌握禁忌证，确保患者安全。

3. 心理治疗和社会心理康复治疗　在各阶段药物治疗中，结合心理治疗效果更佳。加强心理治疗和社会支持作用，可降低疾病的复发，增加社会适应能力，注意不能过早地让患者完成高技能的工作、学习和竞争性活动，以免增加复发的危险，应当鼓励其参加社会活动并从事力所能及的工作，教育患者及其家属减少心理应激，维持和改善功能水平和生活质量，一旦有疾病的先兆，及时采取措施。对慢性精神分裂症有退缩表现的患者，可进行日常生活能力、人际交往技能的训练，使患者尽可能保留一部分社会生活功能，减轻残疾程度。

(二) 病程及预后

精神分裂症的预后与病因、临床特点、病程、治疗的及时性和系统性等因素密切相关。随着精神疾病治疗方法和药物的不断发展，精神分裂症预后较以前明显改善，在精神分裂症前驱期至少病后的5年中，如能科学、系统、及时地进行药物和心理社会干预，病情通常不会进一步恶化，功能损害会保持在一个平台期；如果病程为持续发作、反复发作，导致精神症状日益严重，迁延不愈，则出现人格改变、社会功能下降。有不同程度的残疾状态，较轻时患者尚保留一定的社会适应能力和工作能力，间歇发作的患者在急性精神症状得到控制后，间歇期精神活动基本正常。

知识链接

调查发现，在第一次发作的精神分裂症患者中，有75%可以治愈，约20%可保持终身健康。预后良好的相关因素有起病急、中年以后发病、病程短暂、有明显的情感症状、病前无明显个性缺陷、社交与适应能力好、有明显诱因者预后较好；反之，起病缓慢、反复发作、持续病程、年龄较早、病前性格内向、社会孤立者预后不良。疾病如能早期发现，早期系统治疗，预后好于未经系统治疗者。预后与家庭的照顾和支持的关系也非常密切。家族中有典型精神分裂症者预后较差。

第三节　精神分裂症患者的护理

一、护理评估

通过与患者的直接交谈，可从语言、表情、行为中获得直接的资料，或从患者的书信、日记、绘画等作品中了解情况，也可从患者的家属、同事和朋友提供的资料中获得信息，临床上还可以借助一些评估量表来测定。

（一）健康史

1. 个人史　患者是否足月顺产、母孕期及分娩期有无异常、成长及智力情况、有无酗酒史、生活能否自理等。

2. 现病史　此次发病的时间、表现、有无诱因、对学习工作的影响程度、就医经过、饮食、睡眠、二便情况等。

3. 既往史　包括过去是否有过发病，发病的情形、第一次发病的时间和表现、治疗经过、效果如何、是否坚持服药、病后的社会交往能力等。

4. 家庭史　家庭成员史是否有精神疾病患者。

（二）生理功能方面

患者的生命体征是否正常；患者的饮食、营养状况，有无营养失调；患者睡眠情况，有无入睡困难、早醒、多梦等情况；患者的二便情况，有无便秘、尿潴留等情况；患者有无身体外伤；患者个人卫生，衣着是否整洁，日常生活是否自理等情况。

（三）心理功能方面

1. 病前个性特点　患者病前性格特点如何，是内向还是外向型；兴趣爱好有哪些，学习、工作、生活能力如何。

2. 病前生活事件　患者在近期（6个月内）有无重大生活事件发生，如亲人去世、工作变化、离婚等。

3. 应对悲伤能力　患者是如何应对挫折和压力的，具体的应对方式是什么，效果如何。

4. 对住院的态度　患者对住院、治疗的合作程度，是否配合治疗和检查，对医护人员的态度怎样。

（四）社会功能方面

1. 社会交往能力　患者病前的社会交往能力如何，是否善于与人交往，患者病前对于社会活动是否积极、退缩、回避等。

2. 人际关系　患者的人际关系如何，有无特别亲密或异常的关系，包括家属、男女朋友、同事、同学等。

3. 支持系统　患者的社会支持系统怎样，患病后单位的同事、同学、亲属与患者的关系有无改变，家庭成员对患者的关心程度、照顾方式及婚姻状况有无改变等。

4. 经济状况　患者经济收入、对医疗费用支出的态度等。

（五）精神状况

1. 自知力　患者是否承认自己有病，是否有治疗的要求。

2. 思维　患者有无思维联想障碍，如思维破裂、思维散漫、思维贫乏；有无思维逻辑障碍，如词语新作、逻辑倒错；有无思维内容障碍，如妄想等。

3. 情感情绪　患者的情感反应如何，有无情感淡漠、情感迟钝、情感反应，与周围环境是否相符等。

4. 意志行为　患者的意志是否减退，行为是否被动、退缩；患者的行为与周围环境是否适宜，有无意向倒错，有无违拗等症状。

5. 认知　患者有无幻觉、错觉等症状。

6. 人格　患者有无人格改变、人格衰退、人格解体等表现。

（六）药物不良反应

患者有无锥体外系反应、自主神经系统反应等。

二、护理诊断

1. 营养失调——营养低于机体需要量　与幻觉、妄想、极度兴奋、躁动、消耗量过大及摄入量不足等有关。

2. 睡眠形态紊乱　与妄想、幻听、兴奋、环境陌生、不适应、睡眠规律紊乱等有关。

3. 部分自理能力缺陷　与运动及行为障碍、精神衰退导致生活懒散有关。

4. 思维过程改变　与思维内容障碍（妄想）、思维逻辑障碍、思维联想障碍等有关。

5. 有冲动、暴力行为的危险（对自己或他人）　与命令性幻听、评论性幻听、被害妄想、嫉妒妄想、被控制妄想、精神运动性兴奋、缺乏自知力等有关。

6. 不合作　与幻听、妄想、自知力缺乏，对药物的不良反应产生恐惧、违拗等有关。

7. 医护合作问题　与药物不良反应、特发性肌张力障碍、直立性低血压等有关。

三、护理目标

1. 患者能用他人可以理解的语言或非语言方式与人沟通，并表达自己的内心感受。

2. 患者的精神症状逐步得到控制，且日常生活不被精神症状所困扰，能最大限度地完成社会功能。

3. 患者在住院期间不发生冲动伤人、毁物的现象，能控制攻击行为。

4. 患者能学会控制自己情绪的方法，能用恰当的方式发泄自己的愤怒。

5. 患者按时按要求进食，恢复正常营养状况。

6. 患者能说出应对失眠的几种方法，患者睡眠得到改善，能按时入睡，时间保持在每天7～8小时。

7. 患者身体清洁、无异味，基本生活可以自理。

8. 患者愿意配合治疗和护理，主动服药，能描述不配合治疗的不良后果。

9. 患者及其家属对疾病的知识有所了解。

四、护理措施

（一）基础护理

1. 保证营养供给　首先了解患者不进食的原因，如果是害怕食物中毒而拒食的患者，可让患者自己到配餐间参与备餐或集体进餐；如是兴奋、行为紊乱不能进食者，使其单独进食；服用抗精神病药物出现锥体外系反应者，应予以流质或易消化食物，同时护理人员应协助患者进食，并密切观察，防止患者因吞咽困难导致噎食。

2. 保证充足的睡眠　评估患者睡眠情况，如入睡时间，睡眠、觉醒时间，醒后能否入睡等，了解患者睡眠紊乱的原因，提供适宜的睡眠条件。为防止睡眠规律倒置，护士鼓励患者白天尽量多参加活动，以保证夜间睡眠质量，指导患者使用一些促进睡眠的方法，如深呼吸、放松术等。对严重睡眠障碍的患者，经诱导无效，可遵医嘱应用镇静药物帮助睡眠，观察用药后患者睡眠的改善情况，做好记录与交班。

3．卫生护理　对生活懒散、木僵等生活不能或不完全自理的患者，应做好卫生护理、生活料理或督促其自理；对生活懒散者应教会其日常生活的技能，训练其生活处理能力，如穿衣、叠被、洗脸、刷牙等。

（二）心理护理

1．与患者建立良好的护患关系　精神分裂症患者意识清晰，智能良好，无自知力，不安心住院，对医护人员有抵触情绪，护理人员只有与患者建立良好的护患关系，取得患者信任，才能深入了解患者，顺利完成观察和护理工作，护士应主动照顾、关心、尊重、接纳患者。

2．正确运用沟通技巧　护理人员应耐心倾听患者的诉说，鼓励其用语言表达内心感觉而非冲动行为，并做出行为约定，承诺今后用其他方式表达愤怒和激动情绪；与患者交谈时，态度亲切、温和，语言具体、简单，给患者足够的时间回答问题，不训斥、责备、讽刺患者；不与患者争论有关妄想的内容，而是适当提出自己的不同感受，避免一再追问妄想内容的细节，对思维贫乏的患者，护士则不要提出过多要求。

（三）社会功能方面的护理

鼓励患者参加集体活动，淡化不良刺激因素对患者的影响；安排合理的工娱活动，转移患者的注意力，缓解其恶劣情绪。

（四）特殊护理

1．合理安置患者　将妄想明显、症状活跃、情绪不稳等患者与木僵、痴呆等行为迟缓的患者分开安置，将易激惹与兴奋躁动的患者分开安置；有自杀、自伤、外逃等行为者，应安置在重症病房，由专人看护，一旦有意外发生，应及时处理。

2．冲动行为的护理　预防患者冲动行为的发生是非常重要的。应做好病房的安全管理工作，提供安静、舒适的环境，患者应在护士的视线下活动。患者一旦出现冲动行为，护士应采取干预措施，必要时配合药物控制，如有暴力行为，则给予保护性约束，约束时要向患者说明，并注意约束部位的血液循环，保证患者基本的生理需要，病情缓解后及时解除约束。冲动结束后和患者共同评价冲动前后的感觉，让患者说出自己的感觉，给予理解和帮助。

3．妄想的护理　妄想是精神分裂症患者最常见的思维障碍。在妄想内容的影响下，患者出现自杀、伤人、毁物、拒食、拒药等情况，应根据妄想的内容有针对性地护理，对有被害妄想者，护士应耐心劝导，外出有人陪伴；如拒食，可采用集体进餐方式；如对同病房患者有被害嫌疑时，及时将患者安置在不同病房；如护士也被牵进其妄想内容，护士不要过多解释；有关系妄想者，护士在接触时，语言应谨慎，避免在患者看不到却听得到的地方低耳轻语、发出笑声或谈论其病情症状，以免加重其病情；对有自杀倾向的患者，要禁止其在危险场所逗留，禁止单独活动，外出时严格陪伴制度。

4. 不合作患者的护理 护士主动关心、体贴、照顾患者，使患者感到自己是被重视、接纳的；护士选择适当的时机向患者宣传有关的知识，帮助患者了解自己的疾病，向患者说明不配合治疗会带来严重的后果。

5. 密切观察患者用药后的治疗效果和不良反应，一旦出现异常情况要及时与医生联系并果断处理。

（五）健康教育

1. 教会患者和家属有关分裂症的基本知识，使其认识到疾病复发的危害，认识到药物维持治疗、心理治疗对预防疾病复发及防止疾病恶化的重要性。

2. 让患者及家属知道有关精神药物的知识，对药物的作用、不良反应有所了解，告诉患者服用药物应维持的年限及服用中的注意事项。教育患者按时复诊，在医生指导下服药，不擅自增药、减药或停药。指导患者及家属识别药物不良反应，并能采取适当的应急措施。

3. 教育患者及家属识别疾病复发的早期征兆，如睡眠、情绪不稳，生活不自理，懒散，不能正常完成社会功能等现象。

4. 保持良好生活习惯，避免精神刺激，保持与亲朋好友的交往，引导患者扩大接触面，克服自卑心理，逐步提高生活和工作技能，尽早回归社会。

四种不同类型精神分裂症患者的护理措施见表8-3。

表8-3 四种不同类型精神分裂症患者的护理措施

偏执型	紧张型	青春型	单纯型
建立良好的护患关系，取得患者的信任；不要与患者就幻觉和妄想的内容发生争执，不可反驳患者；增强患者与现实接触的机会以减轻其幻觉；加强服药及药物不良反应的护理；患者出现冲动攻击行为时要及时予以隔离及约束	对木僵状态的患者要以非指责的相容的方式规律地接触；向患者说明护士的每一件事；创造安全、安静的病房环境；加强生活及饮食的护理；对兴奋冲动的患者加强安全护理；补充每天必需的营养和水分，防止患者因体力消耗过多而出现意外	护士注意自己的感觉和反应，掌握接触患者的技巧，调整自己的情绪；对兴奋躁动的患者采取有力的防范措施（如约束）；对意向倒错的患者加强生活照顾及护理，防止患者吃脏东西	建立相互信任的治疗性护患关系；加强服药护理；制定合理的作息制度；督促患者完成生活自理；指导其进行康复训练，争取保留、恢复某些生活及劳动技能；加强心理护理，预防复发

五、护理评价

1. 患者的精神症状缓解的情况，自知力恢复的情况。

2. 患者有无意外事件和并发症的发生。

3. 患者最基本的生理需要是否得到满足。

4．患者是否配合治疗、护理，并参加工娱活动。

5．患者的生活技能和社会交往技能的恢复情况。

6．患者对疾病的看法和对治疗的态度是否改变。

7．患者及其家属对疾病的知识是否有所了解。

本章小结

1．精神分裂症是一组病因未明的重型精神疾病，具有思维、情绪、行为等多方面的障碍，以精神活动和周围环境不协调，自身认知、情感、意志不协调和人格解体等"分裂"症状为主要特征，多在青壮年起病，通常意识清晰，智能尚好，缓慢起病，病程多迁延，呈反复加重或恶化，部分患者最终发展为整体功能衰退，但部分可痊愈或基本痊愈。

2．精神分裂症的特征性症状可以概括为所谓的"4A"症状：思维联想障碍（association）、情感障碍（affect）、矛盾意向（ambivalence）、内向性（autism）。但绝不能据此确认精神分裂症，精神分裂症是一个综合征，无论是美国的DSM-IV，还是国际的ICD-10，抑或我国的CCMD-3，诊断精神分裂症均有严格的症状标准、严重标准、病程标准、排除标准，缺一不可，其最典型的临床特征是思维、情感和行为与周围环境的不协调。

3．精神分裂症按临床特征分为五种主要类型：偏执型、紧张型、青春型、单纯型、未分化型等。

复习思考题

1．在精神分裂症的病因学研究中，目前认为最重要的因素是（　　）。

  A．脑萎缩　　　　　　　B．遗传因素　　　　　　C．环境因素

  D．生化因素　　　　　　E．精神因素

2．精神分裂症最主要的症状为（　　）。

  A．木僵　　　　　　　　B．行为减少　　　　　　C．语言增多

  D．意志亢进　　　　　　E．思维联想障碍

3．精神分裂症的特征性症状为（　　）。

  A．抑郁　　　　　　　　B．遗忘　　　　　　　　C．易兴奋

  D．被洞悉感　　　　　　E．意识范围缩小

4．精神分裂症最常见的情感障碍是（　　）。

  A．焦虑　　　　　　　　B．欣快　　　　　　　　C．情感淡漠

  D．情感高涨　　　　　　E．情绪不稳

5．患者，男，31岁，首次发作精神分裂症，经药物治疗后症状缓解，自知力部分恢复，家属询问继续服药时间是（　　）。

  A．医生指导下长期治疗　　　　B．医生指导下不少于1年

C. 医生指导下不少于2年　　　　D. 医生指导下不少于3年

E. 医生指导下不少于5年

6. 患者，女，26岁，未婚。半年前因其母病故又加失恋，开始精神萎缩，呆滞、失眠，此后觉得邻居街坊常常"议论"她，跟家里人说"为什么我想的事他们都知道"，并怀疑有人在自己房间录音录像。经常对人说耳边有说话声音："我想什么事，耳边的声音就在说自己想的事情。"患者说自己的脑子被"另一个人"控制了，她的哭和笑都受"另一个人"支配，是"他"强加于自己的。患者意识清楚，独自卧床，不合群，情绪不稳，有时自言自语，有时侧耳倾听。

请根据以上病史资料，回答以下问题：

（1）该患者最有可能患何种精神障碍？列出该患者的主要症状。

（2）该患者的护理诊断有哪些？写出相应的护理措施。

（3）如何做好对该患者及其家属的健康教育？

第九章　心境障碍患者的护理

学习目标

1. 掌握躁狂发作患者和抑郁发作患者的主要临床特点；心境障碍患者的护理措施。
2. 熟悉心境障碍的概念及临床分类；心境障碍治疗与预后。
3. 了解心境障碍的病因与发病机制。

第一节　概　　述

一、概念

心境障碍（mood disorder）也称情感性精神障碍（affective disorder），是指由各种原因引起的以显著而持久的情感或心境改变为主要特征的一组疾病。临床上主要表现为情感高涨或低落，伴有相应的认知和行为改变，可有幻觉、妄想等精神病性症状。多数患者有反复周期发作倾向，间歇期精神状态基本正常，发作多可缓解，大多数患者预后较好，部分可有残留症状或转为慢性。

根据《中国精神疾病分类与诊断标准》第3版（CCMD-3），心境障碍包括躁狂发作、抑郁发作、双相障碍、持续性心境障碍等几种类型。

病程中只有躁狂相或只有抑郁相，称为躁狂发作（单相躁狂）或抑郁发作（单相抑郁）。反复发作的单相抑郁最常见，双相患者仅为单相抑郁的一半。临床上单相躁狂较少见，占全部情感性精神障碍的5%～10%，仅发作一次者很少见。抑郁发作比躁狂发作多。DSM-Ⅳ提出只要有躁狂发作就归属双相障碍，认为单相躁狂以后多发展为双相，或是病程中有过轻度抑郁发作而未被发现。但临床上确实有少数患者终身仅为躁狂发作，ICD-10和CCMD-3仍保留单相躁狂发作的分型。躁狂发作和抑郁发作的症状多样，表现不一。

二、病因与发病机制

心境障碍目前病因未明，现有的研究发现可能的发病机制涉及遗传、神经生化、神经内分泌、神经电生理、神经影像、神经发育及社会心理因素各个方面。

（一）神经生化改变

生物胺与情感障碍的关系是迄今为止研究最多、了解较深的领域之一。不少研究报道心境障碍患者存在生物胺水平或生物胺神经通路功能和结构的异常。其中去甲肾上腺素（NE）和五羟色胺（5-HT）被认为相关性最大。

5-HT功能活动降低与抑郁症患者的抑郁心境、食欲减退、失眠、昼夜节律紊乱、内分泌功能紊乱、性功能障碍、焦虑不安、不能对付应激、活动减少等密切相关。临床研究发现，5-HT功能活动降低为NE功能改变所致的情感障碍提供了基础，抑郁症患者中枢NE明显降低；躁狂发作患者中枢NE水平比对照者或抑郁症患者增高，这种增高与躁狂程度相关。

（二）遗传因素

心境障碍的发病中，遗传学因素具有重要作用，但遗传学影响的作用方式则十分复杂。有关资料显示，双亲中有一位患有双相障碍，其子女发生情感障碍的概率为25%；而如果双亲均有双相障碍，其子女发生情感障碍的概率则增加到50%～75%。而双生子研究发现，双卵双生子的同病率显著高于异卵双生子。

（三）心理社会因素

创伤性生活事件与心境障碍发病关系密切。在情感障碍发作前，常常会存在应激性生活事件。有报道显示最近6个月内有重大生活事件者，抑郁发作的危险率可增加6倍，自杀危险率增加7倍。生活事件的严重程度与发病时间有关，遇有意外灾害、至亲亡故、较大经济损失等重大负性生活事件者，1年内抑郁发作危险性比正常人群高。慢性心理社会刺激如失业、慢性疾病等也会导致抑郁发作。

第二节　心境障碍的临床特点

一、躁狂发作患者的临床特点

案例

女性，24岁，小学教师。

患者情绪高涨、话多、兴奋长达2月，加重1天入院。

病前性格：内向、好强、不善言辞。患者两个月前无明显诱因，开始出现兴奋、话多、情绪不稳定，尚能工作，未经治疗。一个月后逐渐加重，兴奋、话多、发脾气，没完没了地说家里的事，与家人开玩笑，说"我把闺女装在矿泉水瓶里了"。不让家里人进屋。入院后，主动与医生详细叙述病情，滔滔不绝，难以打断，自述"脑子变得特别好使，手、脚也变得特别灵巧"。

躁狂发作（manic episode）的典型临床表现是"三高"症状，即情感高涨、思维奔逸和意志行为增强。

1. 情感高涨（或易激惹）　这是躁狂状态的主要原发症状。患者表现为轻松、愉快、热情、乐观、兴高采烈、无忧无虑。这种情感反应生动鲜明，与内心体验和周围环境协调一致，具有一定的感染力。症状轻时可能不被视为异常，但了解他（她）的人则可以看出这种表现的异常性。有的患者也可以以易激惹的情绪为主，因细小琐事而大发雷霆，尤其当有人指责他的狂妄自大或不切实际的想法时，表现为听不得一点反对意见，严重者可出现破坏或攻击行为，但很快转怒为喜或赔礼道歉。患者常常在患病早期表现为愉快，而在后期则转换为易激惹。

2. 思维奔逸　是指思维联想速度的加快。患者主观感觉"脑子里抹了油"，言语增多，口若悬河，高谈阔论，滔滔不绝，感到自己说话的速度远远跟不上思维速度。有时可出现音韵联想，即音联或意联，可出现注意力不集中，常随境转移，如"敲木鱼，哚、哚、哚，多发财、财气冲天、才华出众……"在心境高涨的基础上可以表现得自负，自我感觉良好，言辞夸大，说话漫无边际，认为自己聪明异常、才华出众、能力无比、出身名门、权位显赫、腰缠万贯、神通广大等，并可达到妄想的程度。有时可在夸大基础上产生被害体验或妄想，其内容一般并不荒谬，但肤浅不深刻，给人以信口开河的感觉，持续时间也较短暂。

3. 意志行为增强　即协调性精神运动性兴奋。其内心体验与行为，行为反应与外在环境均较为统一。患者活动增多，忙碌不停，喜交往，爱凑热闹，与人一见如故，好开玩笑或搞恶作剧，好管闲事，好抱不平；但做事虎头蛇尾，缺乏深思熟虑，有时到处惹事，兴趣广泛但无定性，乐于助人但往往有始无终，行为轻率不顾后果，处事鲁莽欠深思熟虑。行为轻浮且好接近异性，如女性患者打扮艳丽，说话及行为失去女性羞涩，大胆接触男性。

4. 伴随症状　患者自知力受损，认为自己是最健康的人，很少有躯体不适主诉，常表现为面色红润，两眼有神，心率加快。而由于活动增多，常伴有睡眠需要减少，终日奔波而不知疲倦。由于体力消耗过多，饮食可明显增加，有的患者饮食无节，暴食或贪食。有时因无法正常饮水、进食和睡眠而消瘦明显，甚至可衰竭而死亡。

二、抑郁发作患者的临床特点

案 例

女性，40岁。

患者无明显诱因出现头晕、心悸，怕听见大声响，失眠，心烦，紧张害怕、坐立不安，周身忽冷忽热，情绪低，以晨起为重。与家人争吵，自己单独生活，经常哭泣。对以前喜欢的舞蹈等活动也不感兴趣，胃口差，每天只吃一顿，体重明显下降，睡眠下降，每天睡眠两小时左右。对其妹妹说："我活不了了，没亲人了，老公和孩子对我都不好。"

抑郁发作（depressive episode）的典型临床表现是"三低"症状，即情感低落、思维迟缓、意志活动减退。这三种症状是典型的重度抑郁发作的症状，不一定出现在所有的抑郁症患者，甚至并非出现于多数抑郁发作中。现今将抑郁发作的表现分为核心症状、心理症状群与躯体症状群三个方面。

1. **核心症状**　抑郁的核心症状包括心境或情绪低落、兴趣缺乏以及乐趣丧失。这是抑郁的关键症状，诊断抑郁状态时至少应包括此三种症状中的一个。

（1）情绪低落：患者体验到情绪低、悲伤。情绪的基调是低沉、灰暗的。患者常常诉说自己心情不好，高兴不起来。抑郁症患者常常可以将自己在抑郁状态下所体验的悲观、悲伤情绪与丧亲所致的悲哀相区别。在抑郁发作的基础上患者会感到绝望、无助与无用。

（2）兴趣缺乏：是指患者对各种以前喜爱的活动缺乏兴趣，如文娱、体育活动，业余爱好等。典型者对任何事物无论好坏都缺乏兴趣，离群索居，不愿见人。

（3）乐趣丧失：是指患者无法从生活中体验到乐趣，快感缺失。

以上三种症状是相互联系的，可以在一个患者身上同时出现，互为因果。但也有不少患者只以其中一两种突出。

2. **心理症状群**　抑郁发作包含许多心理学症状，可分为心理学伴随症状（焦虑、自责自罪、精神病性症状、认知症状以及自杀观念和行为等）和精神运动性症状（精神运动性兴奋与精神运动性激越等）。

3. **躯体症状群**　睡眠紊乱，情绪晨重夜轻，食欲紊乱，性功能减退，精力丧失，非特异性躯体症状如疼痛、周身不适、自主神经功能紊乱等。

（1）睡眠紊乱：是抑郁状态最常伴随的症状之一，也是不少患者的主诉。表现为早段失眠、中段失眠、末段失眠、睡眠感缺失等。其中以早段失眠最为多见，而以末段失眠（早醒）最具特征性。与这些典型表现不同的是，在不典型抑郁症患者身上可出现贪睡的情况。

（2）情绪晨重夜轻：有的患者情绪低落有晨重夜轻的特点。即情绪在晨间加重，患者清晨一睁眼，就在为新的一天担忧，不能自拔；在下午和晚间则有所减轻。此症状是"内源性抑郁症"的典型表现之一。有些心因性抑郁患者的症状则可能在下午或晚间加重，与之恰恰相反。

（3）食欲紊乱：主要表现为食欲下降和体重减轻。食欲减退的发生率为70%左右。轻者表现为食不甘味，但进食量不一定出现明显减少，此时患者体重的改变在一段时间内可能不明显；重者则完全丧失进食的欲望，体重明显下降，甚至导致营养不良。不典型抑郁症患者则可见有食欲亢进和体重增加。

（4）性功能减退：可以是性欲的减退乃至完全丧失。有些患者勉强维持有性行为，但无法从中体验到乐趣。

（5）精力丧失：表现为无精打采，疲乏无力，懒惰，不愿见人。有时与精神运动性迟滞相伴随。

三、治疗与预后

（一）治疗

1. 药物治疗

（1）抗躁狂药：用于早期治疗、急性发作期治疗及预防复发时的治疗。

①锂盐：是躁狂发作患者的首选治疗药物，临床常用碳酸锂。急性躁狂发作时碳酸锂的剂量为600～2 000mg/d，维持治疗量为500～1 500mg/d；急性期血锂浓度应维持在0.8～1.2mmol/L；维持治疗时为0.4～0.8mmol/L，上限不宜超过1.4mmol/L，以防锂盐中毒。

②卡马西平和丙戊酸盐：可以作为一线药物治疗和预防躁狂的发作，也可用于对碳酸锂无效或不能耐受其不良反应的患者。

③氯丙嗪、氟哌啶醇、氯氮平等：对躁狂时的兴奋、冲动症状，伴有精神病性症状（如幻觉、妄想、怪异行为等）有治疗作用，且对躁动不安等症状的控制起效时间比锂盐快。

（2）抗抑郁药：抗抑郁药物品种繁多，临床选择用药应谨慎。可根据以往病史中最有效的治疗药物选择，如无资料，可根据患者的典型症状及药物的不良反应来选择。

①三环类及四环类抗抑郁药物：是抗抑郁的传统药，价格便宜。三环类如丙米嗪、氯米帕明、阿米替林及多虑平，临床上常用于治疗抑郁急性期和维持期患者，总有效率70%～80%，一般用药后2～4周起效，不良反应较多。马普替林为四环类抗抑郁药，作用与三环类相似，起效快，4～7天起效，不良反应少。

②单胺氧化酶抑制剂：吗氯贝胺对精神运动性迟滞的抑郁症患者尤其适用，对老年患者也适用。口服后能迅速完全地吸收，不良反应较轻，耐受性好。

③选择性5-HT再摄取抑制剂：这类药物主要有氟西汀、帕罗西汀、舍曲林等。适用于治疗各种类型的抑郁症，不良反应较少，一般均能耐受，清除半衰期较长，1天只需给药1次，易被患者接受。

④去甲肾上腺素和5-HT双重摄取抑制剂：主要药物有文拉法辛，此类药物疗效肯定，起效较快，抗抑郁及抗焦虑作用明显，对难治性病例也有效。

75%～80%的患者多次复发，故需进行预防复发性治疗。有人主张若第一次发作，维持治疗时间需6个月到1年；若第二次发作，维持治疗时间需3～5年；若第三次或以上发作者，需长期服药，甚至终身用药。当然，要根据患者的具体情况来制订"个性化"的治疗方案并随时调整。

2. 电休克治疗 电休克治疗对重症躁狂发作或对锂盐治疗无效的患者有一定疗效，可单独使用或合并药物治疗。对有强烈自杀观念及使用药物治疗无效的抑郁症患者，电休克疗法可起到立竿见影的效果。电休克治疗后仍需要药物维持治疗。一般隔日一次，8~12次为一疗程。

3．心理治疗　心理治疗包括认知治疗、人际心理治疗、行为治疗等。心理治疗贯穿于整个治疗过程，使患者消除不必要的顾虑，能减轻症状，预防复发并主动配合治疗。

（二）预后

研究表明，心境障碍的预后较好，一般不会导致明显的、持久的能力减低的残余状态，但仍有较轻的精神活动改变，如情绪不稳、低落的情绪恢复不到病前状态等。如果病情反复发作、发展为慢性、病前有适应不良人格、未经治疗和治疗不充分者等，预后往往较差。

躁狂发作大多急性或亚急性起病，一般认为持续数周到6个月，平均为3个月左右。抑郁发作每次持续时间比躁狂发作长，平均病程为6~8个月。一般认为发作次数越多，且伴有精神病性症状，病程持续时间就越长，缓解期也相应缩短，预后较差。研究发现，大多数经治疗恢复的抑郁症患者，仍有30％在1年内复发；有过1次抑郁发作的患者，其中50％的患者会再复发；有过2次抑郁发作的患者，再次发作的可能性为70％；有3次抑郁发作的患者，几乎100％会复发。

第三节　心境障碍患者的护理

一、躁狂发作护理

（一）护理评估

1．健康史

（1）个人史：母孕期是否正常，患者是否足月顺产，成长及发育情况，学习及智力状况等。

（2）既往史：患者以往健康状况，有无慢性疾病史，患病的经过、诊断及治疗效果情况等。

（3）疾病史：患者以往精神障碍病史，患病的经过、诊断及治疗效果等情况。

（4）家族史：患者家族中有无患精神疾病的亲属，与患者的亲密程度，具体发病情况等。

（5）生活习惯：患者的饮食量，进餐次数，进餐时间，有无特殊饮食嗜好；生活自理能力情况，能否自行洗漱、进餐、整理个人卫生，按时起居等。

2．生理功能方面　患者有无入睡困难、早醒、多梦等情况；患者的二便情况，有无便秘、尿潴留等情况；患者的营养状况，有无营养失调；患者有无躯体外伤；患者个人卫生，衣着是否有奇装异服等情况。

3．心理功能方面

（1）病前个性特点：患者病前性格特点如何，兴趣爱好有哪些，学习、工作、生活能力如何等。

（2）病前生活事件：患者在近期（6个月内）有无重大生活事件发生，如至亲死亡、工作变化、离婚，患者的反应程度怎样等。

（3）应对悲伤：患者是如何应对挫折和压力的，具体的应对方式是什么，效果如何等。

（4）对住院的态度：患者对住院、治疗的合作程度，是否配合治疗和检查，对医护人员的态度怎样等。

4．社会功能方面

（1）社会参与能力：患者病前的社会参与情况如何，如积极、独处、退缩等。

（2）人际关系：患者的人际关系如何，有无特别亲密或异常的关系，包括家属、男女朋友、同事、同学等。

（3）支持系统：患者的社会支持系统怎样，患病后单位同事、同学、亲属与患者的关系有无改变，家庭成员对患者的关心程度、照顾方式及婚姻状况有无改变等。

5．精神状况　对患者的认知、情感及行为反应等方面进行全面评估。

（1）自知力：患者是否承认自己有病，是否有治疗的要求等。

（2）情感情绪：患者有无情感高涨、易激惹、兴奋、情绪不稳等表现。

（3）行为与活动：患者有无冲动行为，患者的行为与周围环境是否适切；患者有无语言增多、行为鲁莽、有冒险性等情况；患者有无活动增加、爱管闲事，兴趣广泛而无定性等情况。

（4）认知：患者有无幻觉、错觉、注意力随境转移，思维障碍的表现形式怎样，有无思维奔逸、夸大妄想等。

6．药物不良反应　患者有无手震颤、恶心呕吐、运动失调等表现。

（二）护理诊断

1．有冲动、暴力行为的危险　与失去正常的社会控制能力、意识障碍所致谵妄和错乱、激惹状态等有关。

2．营养失调——低于机体需要量　与活动过多、消耗量增加、摄入量不足有关。

3．睡眠形态紊乱　与持久兴奋对睡眠无要求有关。

4．思维过程障碍　与思维联想和思维内容障碍有关。

5．自理缺陷　与严重兴奋状态有关。

6．社交障碍　与思维过程改变有关

（三）护理目标

1．患者学会控制和疏泄自己高涨或焦虑的心境，不发生因行为不当而造成的躯体或物品的损害，住院期间不会伤害他人和自己。

2．患者饮食和睡眠改善，能适当维持营养和水分摄入、排泄、休息和睡眠等方面的生理功能。

3．患者能描述与躁狂发作的有关因素，能认识和分析自己的病态行为，学会恰当的应对方式，人际关系和行为方式改善。

4．患者能按计划完成日常活动，减少过度活动及体力消耗。

5．患者能接受持续的药物治疗及定期血液检查。

6．患者及家属能认识疾病、预防复发。

（四）护理措施

1．提供一个安全和安静的病室环境　室内物品力求简单，颜色淡雅、整洁，以帮助患者安定情绪。

2．维持足够的营养、睡眠和个人卫生　提供患者喜欢吃的高热量、高营养、易消化食物，定时、定量提供水和水果，采用少量多次进食方式，保证水、电解质的平衡。进餐时最好在单独房间，以防止周围环境、人群对患者的影响，引导患者自行正常进食。提供良好睡眠环境；减少日间卧床时间；睡前提供热牛奶，用热水泡脚。遵医嘱应用药物，保证患者足够的睡眠。指导患者料理个人卫生并保持服饰整洁。

3．控制兴奋冲动行为　教给患者控制和发泄情绪的技巧，如焦虑时从1数到10，冲动时可做操、跑步、撕纸片等。引导患者参与其喜爱的活动，如打球、唱歌、跳舞、小手工制作、参与病室卫生的打扫等，并给予支持和鼓励，既增强患者的自信心，又使其过剩的精力得以发泄。一旦患者出现兴奋冲动行为，应将其安置在安静的隔离房间，加强巡视，班班交接，禁止患者单人活动，必要时加以约束。

4．心理护理　建立良好的护患关系，不用刺激性的语言，对患者的过激言论不辩论，也不轻易迁就，对其打抱不平的行为必须婉言劝阻。帮助患者正确认识自我，正确评价自己的能力。为患者创造条件和机会，学习和训练社交技巧，如病区生活会、娱乐活动等，使患者建立起正常的人际关系，学会关心其他患者，助人为乐。

5．药物疗效的观察及护理　遵医嘱给予对症治疗，注意观察药物疗效与不良反应。护士应教育患者坚持服用药物，说明服药的重要性和必要性，强化服药意识，保证药物治疗的顺利完成。对药物不良反应应密切观察，特别是服用锂盐的患者。

6．健康教育　对患者及家属进行相关知识的宣传教育，使他们了解疾病的表现、治疗药物、不良反应的观察及处理，强调坚持服药的重要性；教育患者及家属识别疾病复发的早期征象。

（五）护理评价

1．患者的基本生理需要，如饮食、睡眠、排泄和卫生等是否得到满足。

2．患者是否发生了冲动、伤人、自伤、自杀等意外行为。

3．患者躁狂情绪反应是否得到改善。

4．患者是否可以正确认识疾病，是否了解疾病的相关知识，能否正确面对今后的生活、学习和工作。

5．患者的人际交往方式、沟通交流能力是否得到改善。

二、抑郁发作护理

（一）护理评估

1．健康史　同躁狂发作的评估。

2．生理功能方面　患者睡眠情况，有无入睡困难、早醒、多梦等情况；患者的二便情况；患者的营养状况，有无营养失调；患者有无躯体外伤；患者个人卫生，衣着是否整洁，生活是否自理等。

3．心理功能方面　同躁狂发作的评估。

4．社会功能方面　同躁狂发作的评估。

5．精神状况

（1）自知力：患者是否承认自己有病，是否有治疗的要求。

（2）情感情绪：患者有无情绪不稳、抑郁、焦虑、罪恶感、沮丧等表现。

（3）行为与活动：患者有无自伤、自杀、哭泣等行为反应，患者的行为与周围环境是否适切；患者有无语言活动减少、不食不动、抑郁性木僵的表现。

（4）认知：患者有无认知范围变小，过分注意自己，忽视外界环境；有无幻觉、错觉，思维障碍的表现形式怎样，如缓慢、自责、自罪等。

6．药物不良反应　患者有无直立性低血压、头晕、排尿困难等。

（二）护理诊断

1．有自伤的危险　与悲观情绪、自责自罪观念、自杀企图及行为、无价值感有关。

2．营养失调——低于机体需要量　与自责自罪、食欲不振、卧床不动、木僵状态等所致摄入量不足有关。

3．睡眠形态紊乱　与有悲观情绪而入睡困难、早醒、醒后难以入睡有关。

4．思维过程障碍　与认知障碍、思维联想受抑制有关。

5．焦虑　与情绪抑郁、自责等因素有关。

6．自理缺陷　与运动迟滞、兴趣减低、无力照顾自己有关。

7．社交孤立　与有抑郁悲观情绪、社会行为不被接受、社会价值不被接受有关。

（三）护理目标

1．患者住院期间不伤害自己，恢复生活自理能力。

2．患者饮食和睡眠改善，能适当维持营养和水分摄入、排泄、休息和睡眠等方面的生理功能。

3．患者能主动在病房与病友和医护人员相处，并协助其建立良好的人际关系。

4．患者能用言语表达对于自我、过去和未来的正向观点，出院前自我评价增高。

5. 患者对疾病有所认识，并有适宜的应对方式。

（四）护理措施

1. 满足患者的生理需求

（1）日常生活护理：协助患者制定和安排每日的生活卫生作息表，鼓励患者在自己能力范围内独立完成每日的卫生洗漱及服饰整理。对患者取得的进步及时给予肯定，对独立完成的事情通过语言和表情给患者以支持，帮助患者建立起生活的信心。

（2）保证营养的供给：应选择患者平时较喜欢的食物，可陪伴患者用餐或少食多餐，必要时喂食、鼻饲。

（3）改善睡眠：抑郁症患者以早醒多见，早晨为一天中最悲观抑郁的时候，自杀的发生率最高，因此，保证患者的睡眠是非常重要的。护理人员应鼓励并陪伴患者白天参加多次短暂的工娱活动；晚上入睡前喝牛奶、热水泡脚，不会客、不谈病情等，创造安静的睡眠环境；对入睡困难和半夜醒来不能再入睡者，可报告医生，遵医嘱使用镇静催眠药物。

（4）解除便秘：食物应富含纤维素，鼓励其饮水、多活动，如仍未解决，可给予缓泻剂或灌肠。

2. 预防患者自杀行为　自杀观念和行为是抑郁症患者最严重的情况，可出现在疾病的发展期，也可出现在早期和好转期。预防自杀的关键在于准确及时评估患者的自杀危险，采取及时、恰当的护理措施，防止自杀行为的发生。护士应注意：

（1）能早期识别自杀的先兆：通过患者的情感变化、行为、语言和书写的内容等，早期辨认患者自杀的意图及其可能采取的方式，及时采取有效的阻止措施，防止意外发生。

（2）病室设置：安排患者住在护士易观察的大房间，病室光线明亮、空气流通、整洁舒适、色彩明快，可提高患者的情绪，增强生活信心。

（3）安全护理：危险品（如药品、器械、玻璃品、锐利品等）要严加管理，要定位、加锁、交接班；患者入院后、会客后、假出院返回时，均需作好安全检查，严防将危险品带入病房。

（4）重点防护：有自杀、自伤危险的患者应安置于重点房间，加强巡视，每10～15分钟巡视一次病房，其活动范围不得离开护士的视线，禁止单独活动，禁止在危险场所停留，外出一定要有人陪同。

3. 心理护理

（1）护理人员相对固定，热情接待患者：尽可能固定一位护士照顾患者，以建立信任感；为患者创造机会，改善患者被动消极的交往方式，让患者掌握交往技巧，建立正常的人际关系，主动在病房与病友和工作人员相处。

（2）建立良好的护患关系：由于抑郁症患者消极被动，不愿意说话，沉默呆坐，护士很难与其交流，因此应注意沟通技巧：热情接待新患者，主动介绍病室的医护人员和生活环境，消除其陌生感；以亲切友善的态度关心患者，耐心帮助患者，使患者产生安全感和信任感；加强心理疏导，每天同患者谈话不少于2次，每次不少于10 min，即使患者不说话，也要陪他一会儿；说话尽量用简单、具体、形象的词语；专心倾听患者的述说，即使其语速缓慢，也要耐心，使患者感到工作人员在关心和理解他（她）；鼓励患者的情绪表达或疏泄其心理痛苦或逆境感受，分担患者的痛苦。

（3）增加正性的思考：抑郁症患者常不自觉地对自己或事物保持负性思考，认为"自己不如别人""生活没有希望"等，护理人员可同患者共同回顾他的优点和成就，取代其负性思考；根据患者的兴趣爱好，鼓励其参加有益的活动，使其从负性情感中解脱出来，认识到自身存在的价值；对患者的进步及时表扬、鼓励。

（4）建立新的应对技巧：护士应为患者创造、利用一切个人或集体的人际交往机会，帮助患者改善以往消极被动的交往方式，增强交往技巧，逐步建立积极的交往能力。

（5）运用正性的感染力：抑郁症患者具有一定的"感染力"，要防止抑郁症患者之间的交往，医护人员应以饱满的精神去感染患者。

4．药物疗效的观察及护理　护士应确保患者每次都将药物全部服下，对发现有藏药、吐药意图的患者，应用合适的方法检查其口腔和药杯，服后注意观察其行为。

5．健康教育　帮助患者及家属认识疾病的性质、症状，正确对待疾病；讲解药物治疗的重要性，使其在医生的指导下用药，不擅自增量或减药；讲解药物不良反应的表现及处理措施；教会患者及家属早期识别复发的前兆，及时就医；帮助患者正确评价自我、过去和未来，保持乐观的心情。

（五）护理评价

1．患者的基本生理需要，如饮食、睡眠、排泄和卫生等是否得到满足。

2．患者是否发生了自伤、自杀等意外行为。

3．患者抑郁情绪反应是否得到改善。

4．患者是否可以正确认识疾病，是否了解疾病的相关知识，能否正确面对今后的生活、学习和工作。

5．患者的人际交往方式、沟通交流能力是否得到改善。

本章小结

1．心境障碍也称情感性精神障碍，是指由各种原因引起的以显著而持久的情感或心境改变为主要特征的一组疾病。临床上主要表现为情感高涨或低落，伴有相应的认知和行为改变，可有幻觉、妄想等精神病性症状。

2．心境障碍患者大多有周期发作的特点。躁狂发作的典型临床表现是"三高"症状，即情感高涨、思维奔逸和意志行为增强。抑郁发作的典型临床表现是"三低"症状，即情感低落、思维迟缓、意志活动减退。现今抑郁发作的表现可分为核心症状、心理症状群与躯体症状群三个方面。

3．躁狂发作的护理措施包括：安全和安静的病室环境；维持足够的营养、睡眠和个人卫生；控制兴奋冲动行为；心理护理；药物疗效的观察及护理；健康教育。

4．抑郁发作的护理措施包括：满足患者的生理需求，维持适当的营养、排泄、睡眠、休息活动与个人生活上的照顾；预防患者自杀行为；心理护理；药物疗效的观察及护理；健康教育。

复习思考题

1．诊断抑郁症的首要症状是（　　）。
　　A．能力明显减退、疲乏　　　　　B．思维困难、联想缓慢
　　C．情绪低落、兴趣下降　　　　　D．自卑、自责、自杀观念
　　E．失眠、早醒、体重减轻

2．思维迟缓是（　　）。
　　A．癔症的典型症状　　　　　　　B．强迫症的典型症状
　　C．抑郁症的典型症状　　　　　　D．恐惧症的典型症状
　　E．精神分裂症的典型症状

3．患者，男，22岁。自述脑子反应快，特别灵活，好像机器加了"润滑油"，思维敏捷，概念一个接一个地不断涌现出来，说话的主题极易随环境而改变。可能患有（　　）。
　　A．躁狂症　　　　　　　　　　　B．疑病症
　　C．神经衰弱　　　　　　　　　　D．精神分裂症
　　E．精神发育迟滞

4．患者，女，35岁，教师。本学期来，该患者自感记忆力减退，头脑变笨，常愁眉苦脸、哭泣流泪，睡眠差。患者对以前喜欢的食物都不感兴趣，称胃口差，每天只吃一顿，体重明显下降，睡眠减少，每天睡眠时间大概3～4小时，且早醒，不愿与人交往，并且悲观情绪有早晨重、晚上减轻的特点。三天前，患者因割手腕被及时发现，送至精神病医院急诊科就诊。

请根据以上病史资料，回答以下问题：
（1）该患者最有可能患何种精神障碍？
（2）提出该患者主要的护理诊断及护理措施？

第十章　神经症患者的护理

学习目标

1. 掌握神经症的概念。
2. 掌握恐惧症、焦虑症、强迫症、躯体形式障碍、神经衰弱的概念及其主要临床表现。
3. 熟悉神经症患者的护理。
4. 熟悉神经症的共同特点。

第一节　概　　述

一、概　念

神经症（neurosis），旧称神经官能症，是主要表现为焦虑、抑郁、恐惧、强迫、疑病症状、精神活动能力受损或躯体不适感的一组非精神病性障碍。这类障碍干扰人的正常生活，削弱人的适应能力，是一组非器质性的大脑神经功能轻度失调的心理疾病。通常，神经症患者不会像精神病患者那样完全失去与外界现实的接触，他们对自己的病态仍然有充分的自知，并可主动寻求帮助。患者通常仍会维持某种水平的正常生活，但需要某种专门的帮助。

二、神经症的共同特点

尽管神经症中各种亚型的病因、发病机制、临床表现、病程和预后都很不相同，但临床研究表明，这类患者依然有不少共同特点使之有别于其他的精神障碍。

1. 疾病的发生常与心理社会因素有关　诸多研究表明，神经症患者在发病前遭遇比他人更多的应激性生活事件，如婚姻家庭关系出现危机或者破裂、经济窘迫、工作不稳定、人际冲突等方面。生活中，他们常常忽略和压抑自己的需求来适应社会环境，但是总对他人和自己不满，经常处于遗憾和冲突之间。

2. 患者发病前多有一定的易感素质和人格基础　生活中遭遇应激性生活事件的人为

数众多，但罹患神经症的毕竟是少数，说明个体的易感素质和人格特征对于神经症有重要的病因学意义。如人格心理学家艾森克等人认为，严肃、古板、敏感、孤僻、焦虑、悲观、保守的人易患神经症。而遗传学研究显示，某些神经症亚型如恐惧症、强迫症在单卵双生子的同病率高于双卵双生子。

3. 症状没有可证实的器质性病变作基础　体格检查不能发现脑器质性病变或躯体疾病作为其临床症状的基础。

4. 社会功能相对完好　大多数神经症患者的社会功能是完好的，即便在疾病发作期间，他们多能生活自理，甚至能勉强坚持工作或者学习，当然这种完好是相对的，是相对于重性精神疾病发病期的，因为如果拿他们与正常人或者他们自己生病前的状态来比较的话只能是相对完好。

5. 一般没有明显或较长久的精神症状　神经症患者通常不会把自己的病态体验与客观现实混淆，即患者的现实检验能力正常；行为一般保持在社会规范容许的范围内，罕见明显或持续的精神病性症状，如幻觉、妄想、思维逻辑障碍等，因为罕见行为紊乱或怪异，让他人无法理解和接受。

6. 自知力完整或基本完整　大多数神经症患者即使在发病期间也能保持较为完整的自知力，能识别自身体验中哪些属于病态，能识别自己的精神状态是否正常，对病态体验有痛苦感，有迫切求治的要求。

知识链接

早在1769年，苏格兰医生William Cullen就把神经症作为一类疾病术语提了出来。他认为神经症是"没有发热和没有局部病变的感觉和运动病"，是"神经系统的一般性疾病"。约在19世纪，神经症逐渐被公认为没有神经病理形态学改变的一类神经功能障碍。然而，在1994年，DSM-IV的公布宣告了神经症这一概念的终结。但我国2001年颁布的CCMD-3仍保留这一分类名称。

第二节　神经症的临床特点

一、恐惧症

（一）概念

恐惧症（phobia）曾称恐怖性神经症，是一种以过分和不合理地惧怕外界客体或处境为主要临床表现的神经症。患者明知没有必要，但仍不能防止恐惧发作，恐惧发作时往往伴有显著的焦虑和自主神经症状。患者极力回避所害怕的客体或处境，或是带着畏惧去忍受。

恐惧症起病多在18～35岁之间。

🗂 案 例

患者，男，14岁，学生。

患者1年多来，在人数相对较多的场合不敢说话，不敢直视对方，想说话脸就发烧，表现出焦虑、紧张不安的情绪，心跳加快，手不断搓衣角，肌肉紧缩，好像全身都在发抖，伴有自主神经系统症状。其明知这种反应不合理，却难以控制而反复出现，严重影响了日常学习和生活，内心痛苦。

（二）临床表现

1. 场所恐惧症（agoraphobia） 又称广场恐惧症、旷野恐惧症等，是恐惧症中最常见的一种，约占全部病例的60%。多起病于18～35岁，女性多于男性。主要表现为对某些特定环境的恐惧，如害怕使用交通工具，害怕空旷的场所，害怕人多嘈杂的场所，害怕出远门。恐惧发作时还常伴有抑郁、强迫、人格解体等症状。

2. 社交恐惧症（social phobia） 好发于在17～30岁，女性患者明显多于男性，常无明显诱因突然起病。主要表现是害怕被人注视，害怕当众讲话或表演，不敢与人对视，与异性说话脸红，语无伦次，因而回避社交，不敢在公共场合演讲。

3. 单纯恐惧症（simple phobia） 又称为特殊恐惧症（special phobia），常起病于童年，平均年龄4.4岁。主要表现为对特定的物体、情景或者活动的害怕，如老鼠、蜘蛛等动物，或者雷电、黑夜等自然环境。主要症状是预期焦虑、恐怖情绪及为了减轻恐惧的回避行为。

（三）治疗及预后

1. 治疗

（1）药物治疗：场所恐惧症及社交恐惧症有出现惊恐障碍或者伴发抑郁的可以选用苯二氮卓类或者SSRIs类药物治疗。

（2）心理治疗。

①一般心理治疗：给予各种恐怖障碍患者支持和鼓励，增强其治病的信心。

②认知行为治疗：这种疗法对各型恐怖障碍都有效，特别是单纯恐惧症药物治疗效果不佳时，主要采用暴露疗法。

2. 预后 病程常有波动。部分患者可在较短时间内好转，甚至完全缓解。

二、焦虑症

（一）概念

焦虑症（anxiety neurosis）是一种以焦虑情绪为主的神经症，以广泛和持续性焦虑或反复发作的惊恐不安为主要特征，常伴有自主神经紊乱、肌肉紧张与运动性不安，临床分为广泛性焦虑障碍（generalized anxiety disorder，GAD）和惊恐障碍（panic disorder）两种主要形式。

广泛性焦虑症大多起病于20～40岁，而惊恐发作多发生于青春后期或成年早期。患病女性多于男性，约为2：1。

（二）临床表现

🔴 案　例

男，45岁，某企业员工。

患者一个半月前无明显诱因突然感到胸闷、呼吸困难、心跳加速、四肢发软，伴有强烈的恐惧感和濒死感，家人迅即送他到附近医院，但在诊疗过程中症状自行缓解消失，整个发作时间持续十几分钟。经医院全面检查，无明显异常。近一个半月患者先后两次出现类似发作，不敢独自在家或出门，遂来院就诊。

1．广泛性焦虑障碍　又称慢性焦虑症，是焦虑症最常见的表现形式。缓慢起病，主要表现为经常或持续的，无明确对象或固定内容的紧张不安，或对某些问题过分担心或烦恼，让患者感到难以忍受，但又无法摆脱。

（1）焦虑：精神上的过度担心是焦虑症状的核心，表现为对未来可能发生的、难以预料的某种危险或不幸事件的经常担心。有的患者担心的也许是现实生活中可能发生的事情，但其担心、焦虑和烦恼的程度与现实极不相称。

（2）运动性不安：患者可表现为搓手顿足，不能静坐，来回走动，无目的的小动作增多。有的患者出现面肌和肢体肌肉紧张，甚至疼痛。

（3）自主神经兴奋：患者可表现为心动过速，皮肤潮红或苍白，口干，便秘或腹泻，出汗，尿意频繁等症状。有的患者可出现早泄、阳痿、月经紊乱等症状。

（4）过分警觉：患者可表现为惶恐，易惊吓，对外界刺激易出现惊跳反应。注意力难以集中，入睡困难、易惊醒，易激惹。

2．惊恐障碍　又称急性焦虑障碍。患者的典型表现是在日常活动中突然感到一种突如其来的惊恐体验，伴濒死感或失控感以及严重的自主神经功能紊乱症状。患者好像觉得死亡将临、灾难将至，或奔走、或惊叫，伴胸闷、心悸、呼吸困难、头痛、头昏、四肢麻木、多汗、全身发抖或全身无力等自主神经症状。惊恐发作历时很短，一般历时5～20分钟，很少超过1个小时，可自行缓解。大多数患者在反复发作后有明显的预期焦虑担心再发。其中，约60%的患者由于担心发病时得不到帮助而产生回避行为，如不敢单独出门，或出门时必须有人陪伴。

（三）治疗及预后

1．治疗

（1）药物治疗：SSRIs类药物可以作为一线药物治疗惊恐发作，对抗抑郁药物不能耐受者或预期焦虑显著的惊恐障碍和躯体症状突出的广泛性焦虑症患者则选用苯二氮卓类。

（2）心理治疗。

2．预后　焦虑症的预后在很大程度上与个体素质有关，如应对得当，大多数患者可在半年内好转。一般来说，病程短、症状较轻、病前社会适应能力完好、病前个性缺陷不明显者预后较好，反之预后不佳。

三、强迫症

（一）概念

强迫症（obsessive-compulsive disorder）是以反复出现强迫观念和强迫动作为基本特征的一类神经症。其特点是有意识的自我强迫和反强迫并存，两者强烈冲突使患者感到焦虑和痛苦，但无法摆脱。

此病平均发病年龄为20岁左右，男女患病率相近。

> **知识链接**
>
> 强迫症患者个性中或多或少存在追求完美、对自己和他人高标准、严要求的倾向，部分患者病前表现为过分谨小慎微、责任感过强、希望凡事都能尽善尽美，因而在处理不良生活事件时缺乏弹性，表现得难以适应。患者内心的矛盾、焦虑最后只能通过强迫症状表现出来。

（二）临床表现

案 例

女，22岁，失业在家。

患者自述高中时开始有反复检查作业及答卷的情况，常因为这样的反复检查导致不能完成答题，明知不对，但不能控制。高考时依然如此，结果仅考入一所职业中专，学习会计专业。毕业后到一家小型企业做会计。在每个月做报表时担心自己的数字不对，不时请同事帮忙核对，后逐渐发展为必须逐项请同事核对，否则不敢上交报表，因此被单位辞退。近两个月又开始怀疑自己没有穿衣服，出门前必须父母确认已穿好衣服，方敢出门。患者清楚这些都没有必要，但不能摆脱，故来院求助。

强迫症患者多在无明显诱因下缓慢起病。其基本症状为强迫观念和强迫行为。

1．强迫观念

（1）强迫思想：患者脑中常反复地想一些词或短句，而这些词或句子常是患者所厌恶的。

（2）强迫性穷思竭虑：患者对一些常见的事情、概念或现象反复思考，刨根究底，自知毫无现实意义，但不能自控，如反复思考"究竟是先有鸡还是先有蛋"？

（3）强迫怀疑：患者对自己所做过的事的可靠性表示怀疑，需要反复检查、核对，如门窗是否关好，洗衣时是否放了洗衣粉等，而患者自己能意识到事情已做好，只是不放心而已。

（4）强迫联想：患者脑子里出现一个观念或看到一句话，便不由自主地联想起另一个观念或词句，且大多是对立性质的，也叫强迫性对立思维，如想起"大"，马上就联想到"小"等。

（5）强迫回忆：患者意识中不由自主地反复呈现出经历过的事情，无法摆脱，感到苦恼。

（6）强迫意向：患者体会到一种强烈的内在冲动要去做某种违背自己意愿的事情，但一般不会转变为行动，因患者知道这种冲动是非理性的、荒谬的，故努力克制，但内心冲动无法摆脱。如看到电插头就想去摸，看到异性就想拥抱等。

2．强迫行为

（1）强迫检查：多是为减轻强迫怀疑引起的焦虑而采取的措施。常表现为反复检查门窗、煤气是否关好，电插头是否拔掉等，严重者检查数十遍还不放心。

（2）强迫洗涤：多源于怕受污染这一强迫观念而表现为反复洗手、洗衣物、消毒家具等。往往花费大量的精力和时间，甚至洗得皮肤破溃也无法控制不做。

（3）强迫性仪式动作：即患者的一些在别人看来不能理解甚至荒谬可笑的重复行为，但可减轻或者防止强迫观念引起的紧张不安。例如，一个女性患者，每晚睡觉前必须对着镜子做一整套膜拜的动作才能入睡，偶尔漏掉，半夜都会起来补上。

（4）强迫询问：强迫症患者常常不相信自己，为了消除疑虑或穷思竭虑给自己带来的焦虑，常反复询问他人（尤其是家人），以获得解释与保证。

（5）强迫缓慢：临床少见，此类患者认为自己的行为与强迫观念无关，缓慢的动机是尽力使自己所做的一切更加完美。

（三）治疗及预后

1．治疗

（1）药物治疗：首选氯苯咪嗪，从低剂量开始，治疗剂量为250～300mg。一般在达到治疗剂量2～3周后开始显效。也可以选择SSRIs如帕罗西汀、氟西汀、舍曲林作为一线药物。

（2）心理治疗：主要采用支持性心理治疗和行为疗法。

2．预后　大多数患者起病隐匿，无明显诱因，故就诊时已经有数年病史了。其中，起病年龄早、病程长、强迫行为频繁并伴人格障碍者预后不佳。

四、躯体形式障碍

（一）概念

躯体形式障碍（somatoform disorders）是一种以持久的担心或相信各种躯体症状的优势观念为特征的神经症。患者因这些症状反复就医，各种医学检查呈阴性和医生的解释均不能打消其疑虑。

躯体形式障碍包括躯体化障碍（somatization disorder）、未分化的躯体形式障碍、疑病障碍（hypochondriasis）、躯体形式的自主功能紊乱、躯体形式的疼痛障碍等多种形式。本病女性多见，起病年龄多在30岁以前。

（二）临床表现

📖 案例

女，38岁，小学文化，家庭妇女。

患者18岁时嫁给同村一小伙，育有一儿一女，长子目前在外打工，女儿在校读书。丈夫为一木匠，性格沉闷。与公婆同住。婆婆性格好强，常常对其完成的家务指手画脚，对其不外出挣钱不满。患者生性懦弱，不愿与婆婆争吵，故经常背地里落泪，丈夫也无力为其化解。她又好面子，不愿意向别人倾诉。常年觉得身体疼痛不适，又没有查出器质性病变。近3年来更加明显，持续出现头痛、腰背疼痛、四肢乏力、入睡困难等症状，曾先后在乡镇卫生院、县级、市级医疗单位救治，均无明显疗效，后来心理科治疗。

1．躯体化障碍（somatization disorder）　又称Briquet综合征。临床表现为多种反复出现、经常变化的躯体不适症状。症状可涉及身体的任何部分或器官，但不能查出任何器质性病变来解释其躯体症状。患者从而反复就医导致明显的社会功能障碍，并常伴有明显的焦虑、抑郁情绪。多在30岁以前起病，女性多见，病程至少2年以上。常见症状可归纳为以下几类：

（1）疼痛：为常见症状，部位涉及较多，可以是头、颈、胸、腹、四肢等，部位不固定，疼痛性质一般不是很强烈，与情绪状况有关，情绪好时可能不痛或减轻。

（2）胃肠道症状：为常见症状，可表现嗳气、返酸、恶心、呕吐、腹胀、腹痛、便秘、腹泻等多种症状。有的患者可对个别食物感到特别不适。

（3）泌尿生殖系统：常见的有尿频、排尿困难；生殖器或其周围不适感；性冷淡、勃起或射精障碍；月经紊乱、经血过多；阴道分泌物异常等。

（4）呼吸、循环系统：如胸闷、气紧、心悸等。

（5）假性神经系统症状：常见的有共济失调、肢体瘫痪或无力、吞咽困难或咽部梗阻感、失明、失聪、皮肤感觉缺失、抽搐等。

2．未分化的躯体形式障碍（undifferentiated somatoform disorder）　其临床表现类似躯体化障碍，常诉述一种或多种躯体症状，症状具有多变性，但其症状涉及的部位不如躯体化障碍广泛、丰富。病程常在半年以上，但不足2年。

3．疑病障碍　主要临床表现是担心或相信自己患有某种严重的躯体疾病，如癌症，患者因为这种担心而反复就医，即使医学检查阴性的结论和医生的详细解释也不能消除患者的顾虑。多数患者伴有焦虑与抑郁情绪。

4．躯体形式的疼痛障碍（somatoform pain disorder）　是一种不能用生理过程或躯体障碍予以合理解释的、持续而严重的疼痛，患者常感到痛苦，社会功能受损。病程常迁延，持续6个月以上。常见的是头痛、非典型面部痛、腰背痛和慢性盆腔痛，疼痛可位于体表、深部组织或内脏器官，性质可为钝痛、胀痛、酸痛或锐痛。发病高峰年龄为30～50岁，女性多见。

（三）治疗及预后

1. 治疗

（1）心理治疗：主要采用支持性心理治疗和认知治疗，帮助患者认识疾病、了解疾病，坚持治疗疾病，同时纠正错误认知，学会与症状共存，积极寻找解决问题的办法。

（2）药物治疗：躯体形式障碍的患者常伴有明显的焦虑、抑郁等症状，且与躯体症状互为因果，形成恶性循环，故在进行心理治疗的同时尽早使用抗焦虑和抗抑郁的药物，如SSRIs或阿米替林等三环类抗抑郁药。

（3）其他治疗：传统的针灸和理疗是缓解慢性疼痛的有效方法。

2. 预后　躯体形式障碍常呈现慢性波动病程，仅少数急性起病及时治疗的病例外，预后大多欠佳。

五、神经衰弱

（一）概念

神经衰弱（neurasthenia）是一种以脑和躯体功能衰弱为主的神经症，以精神易兴奋却又易疲劳为特征，常伴有紧张、烦恼、易激惹等情绪症状及肌肉紧张性疼痛、睡眠障碍等生理功能紊乱症状。这些症状不能归因于脑、躯体疾病及其他精神疾病。常缓慢起病，病程迁延波动。病前多有持久的情绪紧张和精神压力。

（二）临床表现

🅓案例

男，18岁。

患者3年前初中毕业时为考入当地重点高中，每天很早起床做饭，白天在料理完家务后才能抽空复习功课，每天读书到深夜，仅能恍惚睡上三四个小时，这样持续半年以后，渐感头顶阵阵扯痛，用手敲头部时症状稍微减轻。后来他父亲病故，他感到伤心、孤独，每晚到半夜才能安睡，睡后噩梦不断，次日感到头痛、乏力，看书注意力不集中，而且健忘。平时食欲减退，饭后常胃部隐痛，情绪也更易激怒，常因小事而伤心落泪。高中毕业前夕课程较紧，他常边吃饭边学习，甚至凌晨二三点钟就起床看书。乃至毕业考前二周，除头痛、头昏外，还觉头重、闷胀、失眠加重，看书过目便忘，效率极差。

1．脑功能衰弱的症状　是神经衰弱的常见症状，包括精神易兴奋与易疲劳。易兴奋主要体现在以下几方面：联想与回忆增多，思维内容杂乱无意义，使人感到苦恼；注意力不集中，易受无关刺激的干扰；对外界的声、光等刺激反应敏感，情绪易激惹。

2．情绪症状　神经衰弱的情绪症状主要为烦恼、易激惹与紧张。这些情绪在健康人中也可见到，一般认为这些情绪症状必须具备以下特点才算病态：①患者感到痛苦或影响社会功能而求助；②患者感到难以自控；③情绪的强度及持续时间与生活事件或处境不相称。焦虑、抑郁情绪在神经衰弱的患者中一般程度较轻，不持久，有些患者可以完全没有抑郁情绪。

3．心理生理症状　神经衰弱患者常常有诸多的躯体不适症状，经各种检查找不到病理性改变的证据。这些症状实际上是一种生理功能紊乱的表现，多与患者的心理状态有关。最常见的有睡眠障碍与紧张性头痛。睡眠障碍多表现为入睡困难与易惊醒。而紧张性头痛最典型的描述是"头部像有一个紧箍咒，头脑发涨"，紧张性头痛往往持续存在，但程度不严重，部位不固定，似乎整个头部都不适。

（三）治疗及预后

1．治疗

（1）心理治疗：为治疗神经衰弱最基本的方法，通常采用集体心理治疗加个别心理治疗结合的方法，森田疗法也是一个行之有效的方法。

（2）药物治疗：可以选用抗焦虑药物如苯二氮卓类镇静催眠药物，交感神经功能亢进明显者还可以加用普莱洛尔。

2．预后　多数患者起病缓慢，病程反复。如及时给予适当治疗，大多可在半年至两年内缓解。

第三节　神经症患者的护理

一、护理评估

1．一般情况　评估患者日常生活情况，如衣着、饮食、大小便、睡眠及生活自理能力。

2．生理状况　在常规评估患者的生命体征、营养、睡眠、饮食、排泄等的基础上，对患者的各种躯体不适做认真评估，排除器质性病变。

3．心理状况

（1）患者病前性格。主要评估患者的思维方式、情感表现、认知方式等。

（2）患者的精神症状。评估患者有无焦虑、恐惧、抑郁、易激惹等情绪状态，有无强迫观念和行为，有无自主神经功能紊乱的表现，有无慢性疼痛、睡眠障碍，有无精神易兴奋和脑力易疲劳等。

　　4．社会功能　主要评估患者对疾病的自知力水平及人际交往的能力。

　　5．家庭与环境　评估家属对疾病的认知程度及其对患者的态度。

二、护 理 诊 断

　　1．焦虑　与患者过分担心、惊恐发作或强迫症状不能自控有关。

　　2．恐惧　与担心惊恐再次发作或者恐怖的东西出现有关。

　　3．有暴力行为的危险　与情绪易激惹有关。

　　4．社交能力受损　与焦虑、恐惧情绪和强迫症状有关。

　　5．个人应对无效　与缺乏良好的心理应对知识和技巧有关。

　　6．知识缺乏　与对疾病知识不了解有关。

　　7．睡眠形态紊乱　与焦虑情绪和强迫思想有关。

　　8．皮肤完整性受损　与强迫行为有关。

　　9．部分自理能力下降　与症状导致生活不规律有关。

　　10．营养失调　与焦虑、恐惧情绪及疼痛等症状影响正常饮食习惯和规律有关。

三、护 理 目 标

　　1．能正确认识疾病表现，恰当进行情绪宣泄。

　　2．能运用有效的心理防御机制及应对技巧控制负性情绪。

　　3．能与他人建立良好的人际关系。

　　4．能正确处理压力与冲突。

　　5．社会功能基本恢复。

四、护 理 措 施

　　1．生活护理　关注患者的进食、进饮及排泄等情况，保证其营养的正常摄入。营造安静舒适的睡眠环境，必要时遵医嘱使用帮助睡眠的药物。

　　2．安全护理　掌握患者的病情及其变化，避免激惹患者，采取相应的保护措施减轻患者对自身的伤害，如为强迫洗涤行为的患者选用刺激性小的洗涤用品；对已有的伤害部位密切观察、及时处理，避免感染；对有自杀和伤害他人行为的患者要重点看护，及时清除危险因素。

　　3．药物护理　认真观察患者用药情况，出现药物不良反应时要及时上报医生并遵医嘱给予处理。

　　4．心理护理　要同情、关心、理解和接纳患者，满足其合理要求，使其减少焦虑情绪和无助感，增强战胜疾病的信心；鼓励患者多参加工娱治疗活动，带着症状生活。

5．健康教育 帮助患者及其家属了解疾病的相关知识，如病因、临床表现、病程、药物反应等。指导患者学会自我控制和放松训练，用合理的行为模式代替原有不良的行为模式。指导患者家属识别患者的心理状态，鼓励和支持患者坚持调整和训练。

五、护理评价

1．患者的焦虑程度是否减轻。

2．患者是否认识了解自己的疾病和症状行为。

3．患者是否掌握针对应激的应对方式及有效的应对措施。

4．患者是否能够自理。

5．患者的睡眠及进食等有无改善。

本章小结

1．神经症旧称神经官能症，是主要表现为焦虑、抑郁、恐惧、强迫、疑病症状、精神活动能力受损或躯体不适感的一组非精神病性障碍。

2．神经症可干扰人的正常生活，削弱人的适应能力，是一组非器质性的大脑神经功能轻度失调的心理疾病。这类障碍虽然具有不同的临床表现，但在发病因素、病程及预后等方面具有一些共同的临床特点。

复习思考题

1．惊恐障碍的主要临床症状为（ ）。

    A．对某个客体的强烈恐惧   B．担心的等待

    C．惊恐发作   D．自由浮动性焦虑

    E．回避

2．神经衰弱最主要的临床基本表现是（ ）。

    A．自知力好   B．常伴有焦虑

    C．衰弱症状   D．紧张性头痛

    E．易兴奋

3．患者，女，18岁，大一学生。从县中学考入某名牌大学半年来，脑子里总反复想事，和人说话后，总怕别人没听清楚，反复问您明白我的意思吗？明知道没有必要，想摆脱但就是做不到，因而特别痛苦，导致上课注意力不集中，有时心情不好，心烦气急、失眠等。

根据上述案例，回答下列问题：

（1）首先考虑的诊断是（ ）。

    A．适应障碍   B．抑郁症

C. 恐怖障碍　　　　　　　　D. 强迫障碍

E. 应激障碍

（2）首选治疗药物是（　　　）。

A. 奥氮平　　　　　　　　　B. 氯丙咪嗪

C. 扎兰普隆　　　　　　　　D. 地西泮

E. 氯氮平

（3）服用首选药物一般在达到治疗剂量后（　　　）起效。

A. 1～2周　　　　　　　　　B. 2～3周

C. 3～4周　　　　　　　　　D. 4周以上

E. 2个月

（4）为帮助患者减少和控制症状，护士应该（　　　）。

A. 对患者出现的症状加以限制和批评

B. 用明确的态度指出异常行为，使其努力减少

C. 指导患者进行放松调试

D. 转移注意力，引导其参与愉悦的活动

E. 随时监督患者进行调整

（5）对该患者进行健康宣教，护士应从（　　　）方面予以指导。

A. 在患者出现症状时反复进行宣教

B. 指导患者用另一种行为模式替代现有的行为

C. 指导患者进行自我控制训练

D. 告知患者此类病难以治愈，需做好长期思想准备

E. 给患者讲授疾病知识

第十一章　应激相关障碍患者的护理

🧑 学习目标

1．掌握应激相关障碍患者的护理评估及护理措施。
2．熟悉应激相关障碍的护理诊断。
3．了解应激相关障碍患者的病因及发病机制。

第一节　概　　述

一、概　念

1．应激　个体能力（或心理资源）不足以应对环境要求而引起的生理、心理或行为的失衡状态。

2．应激源（stressor）　对个体而言涉及实际或威胁性的死亡或严重伤害，或者对自身或他人身体完整性构成威胁的创伤性事件。个体对创伤事件的反应必须包括极度害怕、无助感或惊骇。

3．应激相关障碍（stress-related disorder）　由剧烈的、异常的精神刺激、生活事件或持续困境引发的精神障碍。多数患者的发病与精神刺激有关，症状的反应与精神刺激的内容有关，其病程与预后也与是否及早消除精神因素有关。

二、病因及发病机制

强烈或持久的精神刺激因素是导致应激相关障碍的直接原因。影响应激相关障碍的发生发展、病程和临床表现的因素大致可分为下列几种：

1．遗传因素　早期研究发现，有家族精神病遗传史者受强烈刺激时，较易发生本病。近来的研究表明，创伤后应激障碍（post-traumatic stress disorder，PTSD）的发病有家族聚集趋势，PTSD患者后代的发病危险较一般人增加50%。

2．应激性事件　可以是火灾、地震、交通事故、亲人死亡等剧烈刺激，也可以是持久而沉重的情感创伤，如家庭不睦、邻里纠纷、工作严重挫折、长期与外界隔离等。

3．个性特征　个体的人格特点、教育程度、智力水平、生活态度和信念以及社会文化背景等，对应激相关障碍的发生、发展有着重要影响。具有敏感、自我中心、固执等个人易感素质者易发生此病。

4．健康状况　精神因素是否致病，除精神刺激本身的特征和程度外，还与个人当时的健康状态及造成内心冲突的严重程度有关。如患慢性躯体疾病或处于月经期、产褥期及过度疲劳等情况下，在遭受强烈刺激时，较易发生本病。

知识链接

　　应激可以是个体中的不良刺激，也可以用来指不良刺激引起心理、生理和行为的反应，还可以指个体正面临着危险。由于容易混淆，就引用应激源或应激性生活事件来表示各种超过一定阈值的刺激。当个体遭遇到生活事件时，引起的心理、生理和行为改变就称为应激反应。

第二节　应激相关障碍的临床特点

《中国精神疾病分类方案与诊断标准》第3版（CCMD-3）把应激相关障碍主要分为急性应激障碍、创伤后应激障碍、适应障碍三类。

一、急性应激障碍

急性应激障碍（acute stress disorders）又称为急性应激反应，指在遭受躯体或心理严重的创伤性应激后出现的短暂性精神障碍，常在几天或一周内恢复，一般不超过一个月。如果应激源被消除，症状往往历时短暂，预后良好，缓解完全。

案　例

郑某，女，63岁，退休教师。

患者因恐惧不安、言行紊乱入院。发病前一天傍晚，郑某与丈夫在马路边散步时，一辆摩托车从身边疾驰而过，将走在她前几步的丈夫撞倒在地，手臂压伤，鲜血直流。车主见状，迅速逃逸。郑某当时吓得尖叫，路人将其丈夫与她送入医院急诊室。当晚，患者即出现惊恐不安、言辞表达不准确、兴奋躁动、行为冲动，急诊室医生给患者进行了镇静治疗。患者短睡后，仍兴奋躁动、坐立不安而转入病房。患者对车祸事件不能完全回忆，回忆起来仍心有余悸。经过十天治疗休养后，患者情绪言行恢复正常。

（一）临床表现

初期为"茫然"阶段，以茫然、关注面狭窄、意识清晰度下降、定向困难、不能理会外界刺激为特点。随后，患者可以出现变化多端、形式丰富的症状，包括对周围环境的茫然、激越、愤怒、恐惧性焦虑、抑郁、绝望以及自主神经系统亢奋症状，如心动过速、震颤、出汗、面色潮红等。有时，患者不能回忆应激性事件。

（二）病程及预后

有的患者因强烈和持续一定时间的心理创伤直接引起精神病性障碍，以妄想和情感症状为主，症状内容与应激源密切相关，较易被人理解。本障碍急性或亚急性起病，经适当治疗，预后良好，恢复后精神正常，一般无人格缺陷。

二、创伤后应激障碍

创伤后应激障碍（posttraumatic stress disorder，PTSD）是由异乎寻常的威胁性或灾难性应激事件或情境导致延迟出现和长期持续的精神障碍。

案 例

患者夫妇，男45岁，女42岁。

患者夫妇在地震一月后漆黑的夜色中，手拿铁锹在废墟上疯狂地挖掘，嘴里反复叨念着儿女的名字，仿佛看到了他们，而且完全不顾旁人的阻拦。而此时，他们的两个儿子和一个女儿早已经在地震中遇难。这样的情况持续了数月。几年后，这对夫妇又有了自己的孩子。然而，每年的7月28日前后，这对夫妇就心乱如麻，如万箭穿心般痛苦。那几天中，他们不看电视报纸，不听广播，不愿触及任何与7·28地震相关的信息。用他们的话说："每到7·28前后，我们都要大病一场！"

（一）临床表现

创伤后应激障碍的核心症状有三组，即重新体验症状、回避症状和警觉性增高症状。

1. 重新体验症状 PTSD最具特征性的表现是在重大创伤性事件发生后，患者有各种形式的反复发生的闯入性创伤性体验重现（病理性重现）。患者常常以非常清晰的、极端痛苦的方式进行着这种"重复体验"，包括反复出现以错觉、幻觉构成的创伤性事件的重新体验。此时，患者仿佛又完全身临创伤性事件发生时的情景，重新表现出事件发生时所伴发的各种情感。患者面临、接触与创伤性事件有关联或类似的事件、情景或其他线索时，常出现强烈的心理痛苦和生理反应。

2. 回避症状 在创伤性事件后，患者对与创伤有关的事物采取持续回避的态度。回避的内容不仅包括具体的场景，还包括有关的想法、感受和话题。患者不愿提及有关事件，避免相关交谈，甚至出现相关的"选择性失忆"。患者似乎希望把这些"创伤性事件"从自己的记忆中"抹去"。

3. 警觉性增高症状 不少患者则出现睡眠障碍（难以入睡、易惊醒）、易激惹、容易受惊吓、注意力难以集中等警觉性增高的症状。

（二）病程及预后

多数患者在创伤性事件后的数天至半年内发病，一般在1年内恢复正常，少数患者可持续多年，甚至终生不愈。

三、适应障碍

适应障碍（adjustment disorder） 是因长期存在应激源或困难处境，加上患者的人格缺陷，产生烦恼、抑郁等情感障碍、适应不良的行为障碍（如退缩、不注意卫生、生活无规律等）和生理功能障碍（如睡眠不好、食欲不振等），并使社会功能受损。

案例

女，22岁。

患者曾是辽宁一所重点大学的学生，大学四年连续多次获得一等奖学金，学习成绩优秀。自小饱受"呵护"的她在考上一所高校的研究生后，母亲担心她未出过远门，不适应新的环境，于是领她来到心理门诊。这位女生进入心理咨询室时，母亲在前面走，22岁的她竟是拽着母亲的后衣襟进来的。在与医生交谈的20分钟中，这个女生总是眺望门外的母亲，她前后总共说了8句话，更多的是医生在问。

（一）临床表现

适应障碍症状表现多种多样，按主要精神症状可分为如下类型：

1. 抑郁型 以情绪低落、忧伤易哭、悲观绝望等为主，严重者可出现自杀行为。

2. 焦虑型 以焦虑、烦恼、害怕、敏感多疑、紧张颤抖、不愿向别人倾诉痛苦等为主。

3. 品行障碍型 以逃学、旷工、斗殴、粗暴、破坏公物、目无法纪和反社会行为等为主。

4. 行为退缩型 以孤独、离群、不参加社会活动、不注意卫生、生活无规律等为主。

5. 工作学习能力减弱型 以主要影响学习或工作，效率下降（成绩不佳）为主。

许多患者出现的症状是综合性的，如一个少年在和亲人分离后，表现为抑郁、易怒、不知所措和暴力行为。患者常伴有生理功能障碍如睡眠食欲不佳等。

（二）病程及预后

疾病通常在应激性事件或生活改变发生后1个月内发生。随着时过境迁，刺激的消除或由于经过调整形成了新的适应，精神障碍随之缓解。病程一般1个月左右，除持久抑郁外，最长不超过6个月，预后多数良好。

第三节　应激相关障碍患者的护理

一、护理评估

对应激相关障碍患者的护理评估特别要注意评估患者的应激源和心理应对方式。

1. 生理功能评估　了解患者的生命体征、全身营养状况、睡眠、饮食情况、生活自理能力及患者的生长发育史、家族史、既往病史、药物过敏史，用药情况以及各种检查结果。

2. 心理因素评估　精神症状，如意识模糊、妄想、幻觉等；情感状态，如惊恐、害怕、焦虑、抑郁、恐惧等；心理危机，须仔细判断患者目前有无发生自杀行为的潜在危险。

3. 家庭背景及社会文化评估　对患者社会文化背景、经济状况、工作学习环境、社会支持系统、人际交往能力进行评估，评估患者有无生活压力事件及应对情况。

4. 应激源和应激过程　包括发病原因，如精神刺激的种类、严重性、发生和持续的时间等；患者的应付方法、主观感受与评价、疾病发作与心理创伤的关系等。

二、护理诊断

1. 急性意识障碍　与大脑功能代偿减弱有关。
2. 有暴力行为的危险　与躁狂状态、焦虑情绪有关。
3. 有受伤的危险　与意识障碍、行为退缩、幻觉、妄想有关。
4. 个人应对无效　与不适当的应对方法有关。
5. 调节障碍　与消极情绪、品行异常及躯体不适有关。
6. 睡眠形态紊乱　与情感活动障碍或自主神经功能紊乱有关。
7. 处理缺陷　与消极情绪、疲乏无力有关。

三、护理目标

1. 保证安全，不发生自伤或外伤行为。

2. 患者症状减轻或消失，能够保持良好个人卫生和充足的营养及睡眠，不发生并发症，不发生自杀自伤。

3. 患者能正确面对创伤事件，能用所学的技巧控制身体症状和不良情绪。

4. 患者社会功能得到恢复。

5. 理解并认识应激相关行为的存在，确认应激发生时的症状。

6. 能采取有效的方式以促进有效适应。

7. 保持良好的注意和决策力。

四、护理措施

（一）生理功能护理

1. 生活护理

（1）提供安静舒适的环境，减少外界刺激，为患者创造良好的睡眠环境，以安定患者的情绪，使患者感到舒适，易于睡眠。

（2）对有自理缺陷（如心因性木僵或瘫痪）的患者，应加强对其的生活护理，帮助患者满足基本需要，如沐浴、洗漱、如厕等个人卫生。

（3）对营养不良和进食有困难的患者应保证其营养需要，加强饮食护理，必要时鼻饲流质饮食，保证其营养。

（4）对心因性木僵患者同样要定时翻身，做好皮肤、口腔等护理，防止压疮，利用患者有暗示性的特点，以暗示言语鼓励其循序渐进地加强自主功能训练。

2. 对症护理

（1）要善于从患者的语言、行为特点去观察病情并发现患者的内心活动，及时捕获自杀、自伤或冲动伤人的危险信息，及时发现征兆并防患于未然。

（2）应激相关障碍相关的焦虑反应有时可表现为挑衅和敌意，需适当限制，并对可能的后果提高预见性，必要时设专人陪护。

（3）严重应激障碍发作时，应将家属隔离，护士必须有条不紊地进行治疗护理，并使患者明白疾病一定能治愈。

（4）对有意识障碍的患者应加强生活护理和观察，防止其被其他患者伤害或走失等意外。

3. 给药护理　给药前熟悉了解患者的精神症状和躯体情况。护理人员要知道给药的目的、药物的疗效、常用的剂量和可能发生的副作用；发药时护士严格执行“三查八对”的操作规程，发药到手，看服到口。服后检查口腔、水杯确保患者将药服下，防止患者藏药、弃药；给药治疗后及时收拾用物，切忌遗留在病房内；宣传药物治疗的有关常识，观察疗效及药物的副作用。

（二）心理护理

1. 建立良好的护患关系　对患者主动倾听、同情支持，以温和、诚恳态度接纳患者的感受，建立患者对护理人员的信任感。增加护士与患者接触的次数、时间。通过语言沟通，鼓励患者倾诉自己的创伤体验，泄述压抑、愤怒的情绪，帮助患者认识应激相关障碍的症状并分析恶劣心境的原因及危害。

2．支持性心理护理　经常给予可以帮助患者减轻恶劣心境的言语性和非言语性安慰，如积极暗示性语言、抚摩患者的手等。同时采用共同参与模式，根据患者承受能力，让患者在活动中或与他人的交往中减少对以往创伤事件的回忆，减轻其孤独感，纠正其退缩、回避他人的行为。

3．指导患者使用放松技术　如缓慢深呼吸、全身肌肉放松、听音乐等，以配合医生做好暗示治疗、行为治疗、反馈治疗等。

4．帮助患者改变认知　正确对待致病因素和疾病发生，使用有效的心理应对方法，帮助患者提高自我康复能力及应激能力。

知识链接

如何协助当事者面对应激引起的伤痛

1．允许他说出对整个事件的描述和对亡者的各种感觉。

2．支持与接受他表达情绪，允许他哭泣，甚至可以帮他说出他的心情，"你一定很难受""你很遗憾来不及……"

3．肢体的接触与拥抱。

4．协助他找到支持团体或有关的社会资源，必要时请心理咨询机构或精神科协助，认识创伤后压力症候反应。

（三）社会功能训练

鼓励患者参加以娱乐性游艺为主的活动，使患者在松弛的环境中分散注意力，避免对疾病过分关注，忘记心身痛苦。

（四）健康教育

1．帮助应激者和家属正确认识应激相关障碍的发生，消除模糊观念引起的焦虑、抑郁，如有些患者或家属担心会因此演变成精神病。

2．教育应激者及家属有意识地采用合理的心理防御机制，特别是积极的心理防御机制，不断总结经验，发展建设性应对策略。

3．帮助家属理解应激者的痛苦和困境，既要关心和尊重患者，又不能过分迁就或强制患者。

4．协助应激者合理安排工作、生活，恰当处理与应激者的关系，并教会家属以正确的方式帮助其恢复社会功能。

五、护理评价

1. 护理行为是否保证了患者的安全，患者有无自伤、自杀行为发生。
2. 睡眠是否充足，营养状况是否良好，生活是否有规律。
3. 患者的异常情绪是否按预期目标得到改善，并能控制自己的情绪。
4. 患者是否改善了心理应付方式。
5. 患者是否恢复正常社会功能。
6. 患者能否理解并认识应激相关障碍行为的存在。
7. 患者能否建立健康的人际关系。

本章小结

1. 应激反应不等于应激障碍，只有应激反应超出一定强度和/或持续时间超过一定限度，并对个体社会功能和人际交往产生影响时，才构成应激障碍。

2. 应激相关障碍是指有剧烈的、异常的精神刺激或生活事件或持续困境的作用下引发的精神障碍。应激相关障碍主要分为急性应激障碍、创伤后应激障碍、适应性障碍三类。

复习思考题

1. 应激相关障碍主要是由（　　）因素引起。
   A. 剧烈的超强精神创伤或生活事件　　B. 社会文化背景
   C. 智力水平　　　　　　　　　　　　D. 教育程度
   E. 以上都不对
2. 应激相关障碍不包括（　　）。
   A. 急性应激相关障碍　　　　　　　　B. 创伤后应激障碍
   C. 情感性精神障碍　　　　　　　　　D. 适应障碍
   E. 以上都不对
3. 急性应激障碍的时间不超过（　　）。
   A. 2周　　　　　　　　　　　　　　B. 3周
   C. 4周　　　　　　　　　　　　　　D. 5周
   E. 6周
4. 创伤后应激障碍临床表现的特点不包括（　　）。
   A. 警觉性增高　　　　　　　　　　　B. 闯入性症状
   C. 回避　　　　　　　　　　　　　　D. 警觉性降低
   E. 以上都对

5. 关于应激相关障碍患者的睡眠护理，下列不正确的是（　　）。

A. 保持病室空气清新，温度适宜

B. 安排合理的作息制度

C. 告知患者睡前不喝浓茶、咖啡等饮料

D. 如果患者晚间睡眠不足，应鼓励患者白天多睡

E. 告知患者睡觉不宜剧烈运动

6. 李某，17岁，大学一年级学生。因不愿与人交往，三个月来持续失眠、烦躁、食欲差、情绪低落而求诊。李某为独孙、独女，自幼在生活上受到爷爷及父母的宠爱。中学后还过着衣来伸手、饭来张口只管学习的日子。5个月前考入大学，由父母及爷爷陪同入学，一周后亲人离校返家。开始李某无明显异常，只是生活自理能力差。可随着学习任务的增加和考试的临近，李某忙于学习，常吃不到饭，也无时间和心情洗衣梳头，学习效率低。渐渐出现不愿去上课，不愿与同学交往，失眠、烦躁、注意力不集中、记忆力下降，情绪越来越消沉。平时她就很内向，不爱说话，现在回到宿舍常常就躲在自己床上的蚊帐里，有时还见她偷偷哭泣，问她也不多说，向家里写信只说不喜欢学校，问可不可以不上学了。

根据上述案例资料回答下列问题：

（1）根据患者的临床表现给出相应的临床诊断。

（2）评估患者的生理、心理和社会状况，列出护理诊断并制订护理计划。

第十二章 心理因素相关生理障碍患者的护理

学习目标

1. 掌握进食障碍及睡眠障碍的护理。
2. 熟悉进食障碍及睡眠障碍的临床特点。
3. 了解进食障碍及睡眠障碍的概念。

第一节 概 述

一、概念及特征

（一）概念

心理因素相关生理障碍（physiological disorders related to psychological factors）是指一组发病与心理社会因素有关，以进食、睡眠及性行为等基本生理功能异常为主的障碍。

合理的饮食、良好的睡眠以及性功能的正常可保证机体最基本的生理需求。当人们遇到心理社会应激因素刺激，其基本生理需求得不到满足，就会出现饮食、睡眠以及性功能方面的异常。

（二）心理因素相关生理障碍的特征

1. 心理因素为主要致病因素 心理因素相关生理障碍患者病情的发生与加重均与心理因素有关。例如，神经性厌食患者担心发胖的心理和行为，加之父母过于关注患者饮食及发病前有心理应激事件，如失恋、被人歧视等，均可促发或加重病情；失眠症患者常因工作压力大、生活不如意、情感压抑、需要得不到满足、思虑过度、担心失眠等心理应激刺激所引起。

2. 生理障碍为主要表现 疾病的表现主要是饮食、睡眠及性功能等生理方面的异常，但并非器质性病变所致，如患者常出现厌食、贪食、嗜睡、失眠、性欲减退等表现。

3. 个性特征可成为某些疾病的易感因素 如自作聪明、敏感、任性自负、固执己见、爱打扮、追求时髦、盲目自信等个性，常成为神经性厌食的内在因素。

4．精神状态异常明显　常伴情感活动异常，如焦虑、抑郁、恐惧等。

二、分类及流行病学特点

《中国精神疾病分类与诊断标准》第3版（CCMD-3）将心理因素相关的生理障碍主要分为如下三类：

（一）进食障碍

进食障碍的常见类型有神经性厌食、神经性贪食和神经性呕吐。据报道，神经性厌食多发生于12～18岁女性，发病率为0.5%～1%。

（二）睡眠障碍

睡眠障碍的常见类型有失眠症、嗜睡症、睡行症及睡眠-觉醒节律障碍。其中，失眠症是临床常见的疾病，在一般人群患病率为10%～20%，男女差别不大。

（三）性功能障碍

性功能障碍的常见类型有性欲减退、性激起障碍、性高潮缺乏、性交疼痛、阴冷、早泄。

第二节　心理因素相关生理障碍的临床特点

一、进食障碍

进食障碍是指由心理因素造成的以摄食行为异常为主要特征，伴发显著体重改变和生理功能紊乱的一组精神障碍。主要包括神经性厌食症、神经性贪食症和神经性呕吐。

进食障碍主要发生于青少年和成年早期人群中，且以女性为主。国外资料显示，该病患病率约为4%，男女比例约为1∶6～1∶10。国内尚无确切流行病学资料，但临床资料显示该病发病率有增高的趋势。神经性厌食症患者初发年龄多在13～20岁之间。贪食症患者发病年龄较之稍晚，多为18～25岁，大部分由神经性厌食症发展而来。

（一）神经性厌食

神经性厌食（anorexia nervosa）是以患者对自身体象的感知有歪曲，担心发胖而故意节食，以致体重显著下降为主要特征的一种进食障碍。

1．病因

（1）心理因素：大多患者有固执、自负、追求完美、苛求自己、难以接受自己缺点的人格弱点；部分患者发病前有心理应激事件，如失恋、被人歧视等。

（2）社会文化因素：与社会的审美观点有关，在以瘦为美、追求骨感美的文化影响下，其发病率逐渐上升，且以芭蕾舞演员、模特等人群中发病为多。

（3）遗传因素：同胞中同病率为6%～10%，高于普通人群，提示遗传因素起一定的作用。

（4）神经生化异常：与进食行为有关的神经内分泌中枢功能失调则可能是进食障碍的生物学基础，如下丘脑—垂体—性腺轴等系统异常。此外，神经递质如5-羟色胺和去甲肾上腺素以及免疫调节功能在进食障碍患者中也可能存在异常。

2. 临床表现

案例

某女，17岁，中专学生。

患者因少食、极度消瘦于1997年3月入院治疗。患者身高1.63米，体重55公斤，身材长相在班上属上乘，特别受到男生"拥戴"。4个月前班上来了另一名女生，身材苗条，在外貌方面比患者优越，患者受到男生"冷落"。为了满足虚荣心并在外表上超越所有女生，患者开始节食。最初拒食肉类食品，后拒食米饭和面食，最近只喝少许菜汤、水果汁，体重下降至33公斤，经常感冒发烧，月经停止，因极度消瘦无法坚持上学而入院。诊断：神经性厌食。入院两周后因受凉并发肺部感染而死亡。

（1）病态地恐惧肥胖：本病的核心症状是对肥胖的强烈恐惧和对体型体重的过度关注。患者表现为对自己的形体要求非常严格，对肥胖异常恐惧。多数患者为自己制定了明显低于正常的体重标准，有些患者虽无确切标准，但要求体重不断下降。有些患者即使已经骨瘦如柴但仍认为自己太胖，或认为身体的某一部位过于肥胖，如臀部太大、腿太粗等，即使他人解释劝说也无效，这种现象称为体象障碍。

（2）想方设法控制体重：为达到自己制定的体重标准，患者常常采取各种措施限制体重增加。其中，最常采用的措施是严格限制饮食。患者最初只是少吃主食、肉、蛋等，逐渐发展为完全避免食用高糖分或高蛋白的食物，常以清水煮菜叶充饥。为确保食物不被吸收，患者进食时速度非常缓慢，常常先将食物分成细小块状，再送入口中细嚼慢咽，或者只在口中咀嚼，然后吐出。个别患者每餐必须剩下部分食物，或者按固定的顺序进餐。绝大多数患者初期并不真正厌食，而是有意限制进食，甚至部分患者有发作性暴食表现。除限制进食外，患者还常采用过度运动以避免体重增加，如每日不停地走动、跑步、游泳、做健美操或做家务等，甚至拒绝休息或坐卧。

（3）常伴有精神障碍：大约三分之二的厌食症患者合并一种或多种精神障碍，其中最常见的为抑郁症状，表现为情绪低落、情绪不稳、易冲动，严重者有自杀观念。其次为焦虑症状或惊恐发作，恐惧也较常见。部分患者存在强迫观念和行为，表现为一定要说服别人，强迫他人进食，或进食时按特定顺序和要求进行。

（4）生理功能发生紊乱：轻者表现为消瘦、皮肤干燥、脱发、代谢减慢、便秘、闭经、畏寒、头痛、多尿和睡眠障碍等；严重者表现为器官功能低下、水电解质紊乱。当严重营养不良、水电解质失衡不能纠正时，可导致死亡。

3. 治疗

（1）心理治疗：首先要取得患者的合作。了解发病的诱因，给予认知治疗、行为治疗和家庭治疗。认知治疗主要针对患者的体象障碍，进行认知行为纠正。行为治疗主要采取阳性强化法的治疗原理，用物质和精神奖励相结合的办法，当体重达到预期目标后便予以奖励和鼓励。家庭治疗针对与起病有关的家庭因素，进行系统的家庭治疗有助于缓解症状、减少复发，使患者重新产生进食的欲望。

（2）支持治疗：供给高热量、高蛋白饮食，由少到多逐渐增加，督促进食，定期测体重；必要时静脉输液或静脉营养治疗；补充各种维生素及微量元素；促进食欲：餐前肌注胰岛素可促进食欲，但要防止低血糖反应。

（3）药物治疗：目前尚无确切有效的药物治疗进食障碍。抗抑郁药、安定类药和锂盐虽不能直接改善患者怕胖的观念，但对患者的恐惧、易激惹、沮丧等情绪均有明显疗效，可间接促进患者行为的改善，并可用于治疗合并精神障碍的患者。

4. 病程及预后

神经性厌食症的病程变异较大，有的一次发作不久即完全缓解，但更多的则是迁延多年不愈。完全治愈的病例不多，部分患者症状虽有好转，但仍会持续存在体象障碍、进食障碍和心理问题。本病的病死率为10%～20%，死因主要是营养不良及其并发症。

（二）神经性贪食

神经性贪食（bulimia nervosa）是以反复出现的强烈进食欲望和难以控制的、冲动性的暴食，以及有惧怕发胖的观念为主要特征的一种进食障碍。

1. 病因

（1）心理应激：在心理应激状态下，导致个体紧张情绪体验和压力感受，在应对机制的选择上有些人倾向于以进食的方式释放紧张情绪和心理压力。

（2）社会文化因素：现代社会女性在以瘦为美、追求骨感美的文化影响下，刻意节食，而进食是人的最基本生理需要，长期压抑后会导致通过暴食、贪食行为来满足被压抑的需求。

（3）遗传因素：双生子有较高的同病率，提示遗传因素起一定的作用。

（4）神经生化异常：下丘脑释放的神经递质5-羟色胺的分泌水平降低可引起暴饮暴食等行为改变。

2. 临床表现

（1）不可控制地暴食：不可控制的发作性暴食是本病的主要特征。暴食常常在不愉快的心情下发生。暴食发作时，患者有无法自控的、大量进食的强烈欲望。表现为进食时，患者吃得又多又快，甚至来不及咀嚼就咽下，其进食量远大于一般人的平均水平，且进食时伴失控感，每次均吃到腹部胀痛或恶心时方才停止进食。

（2）清除行为：患者对自己的体型非常关注，很在意他人对自己体型的评价，因此为抵消暴食引起的体重增加，患者常采用自我诱吐、导泄、过度运动的方法以清除热量的摄入。由于暴食和清除行为的相互抵消，患者的体重虽有波动，但大多仍处于正常范围内。

（3）生理功能受损：频繁的呕吐和泻药、利尿剂的滥用，可引起一系列躯体并发症，如脱水、电解质失衡、胃酸和呕吐物所致的牙釉质腐蚀，少数病例可发生胃、食道黏膜损伤。其他常见症状还包括头痛、咽喉肿痛、唾液腺肿大、腹痛腹胀、软弱无力。月经紊乱、闭经也较为常见。胃扩张和胃破裂也可发生。

（4）精神障碍：贪食症患者的心理障碍较厌食症患者突出。暴食前，患者通常会有抑郁心境或因进食冲动所致的内心紧张。

3．治疗

（1）心理治疗：认知治疗主要针对患者的体象障碍，进行认知行为纠正。行为治疗主要采取阳性强化法减少患者的异常进食行为发生的频率，鼓励患者建立正常的进食行为。指导患者运用合理恰当的应对机制缓解因心理应激带来的紧张情绪和心理压力。

（2）药物治疗：抗抑郁药能减少贪食行为并可改善焦虑及抑郁心境。

4．病程及预后　神经性贪食症呈慢性病程，症状可迁延数年。若无电解质紊乱或代谢低下等并发症，对患者的生命没有严重伤害。约30%患者可完全缓解，40%患者残留部分症状。

贪食症和厌食症可同时发生于同一个体上，大约50%的厌食症患者合并贪食症状。

二、睡眠与觉醒障碍

睡眠障碍是由于情绪因素导致睡眠的质、量或时序的变化，包括失眠症、嗜睡症、睡眠-觉醒节律障碍、异常睡眠（如睡行症、夜惊和梦魇等）。

（一）失眠症

失眠症（insomnia）是一种对睡眠的质和量持续相当长时间的不满意状况，是最常见的睡眠障碍。

1．病因

（1）心理因素：生活、工作中的各种矛盾和困难所造成的焦虑、抑郁、紧张激动、愤怒或思虑过多。有学者研究发现，在300例失眠患者中，85%的人是由于心理因素引起的。

（2）生理因素：精神紧张、饥饿、疲劳、性兴奋以及一些疾病，如关节炎、溃疡病、偏头痛、哮喘、心律失常等都可引起失眠。

（3）药物因素：饮酒、药物滥用、药物依赖及戒断症状均可引起失眠。常见的药物有兴奋剂、镇静剂、抗心律失常药等。

（4）环境因素：如噪声、光线刺激、过热过冷、居住环境拥挤。

（5）睡眠节律紊乱：个体的生物钟与生活的节奏不合拍是失眠的原因之一。睡眠时间不固定或夜班工作，而使生物钟节律紊乱，导致失眠症状发生。

（6）精神障碍：精神分裂症、情感性精神病、神经症以及其他各种精神疾病，都常存在失眠症状。有统计资料报告，精神科门诊患者中有失眠症状者占患者总数的72%。

2. 临床表现　失眠症的表现形式多样，主要为入睡困难、睡眠不深、易惊醒、自觉多梦、早醒、醒后不易再睡、醒后感到疲乏或缺乏清醒感。其中最常见的症状是难以入睡，其次是早醒和维持睡眠困难，如经常醒转、多梦、醒后不易再睡等。患者常因失眠出现心力交瘁、困倦、焦虑、抑郁、易激惹和对自身的过分关注，严重者导致工作或学习效率下降，甚至影响社会功能。患者由此产生对失眠的恐惧和对失眠所致后果的过分担心，导致就寝时紧张、焦虑，无法入睡。这种"失眠—焦虑—失眠"的恶性循环导致失眠症状持续存在，久治不愈。

知识链接

世界睡眠日（World Sleep Day）是为唤起全民对睡眠重要性的认识，在2001年由国际精神卫生和神经科学基金会主办的全球睡眠和健康计划发起的一项全球性的活动，将每年3月21日定为"世界睡眠日"。世界睡眠日设立的目的是要引起人们对睡眠重要性和睡眠质量的关注，提醒人们要关注睡眠健康及质量。关注睡眠质量就是关注生活质量，关注睡眠就是关注健康。

---

3. 治疗

（1）心理治疗：帮助患者分析寻找引起失眠的各种因素，指导患者妥善处理生活和工作中的矛盾，合理安排工作、学习和生活，减轻患者对失眠的焦虑和恐惧。指导患者入睡前进行放松训练，加快入睡速度，减轻焦虑。

（2）药物治疗：药物作为辅助治疗手段，应注意避免形成药物依赖。可适当服用抗焦虑、镇静、催眠药物，如地西泮、氯硝西泮及佳乐安定等。睡前半小时服用，每种药使用不应超过2周，正常后逐渐减药。

（二）嗜睡症

嗜睡症是指不存在睡眠量不足的情况下出现白天睡眠过多，或醒来时达到完全觉醒状态的过渡时间延长的情况。此状况并非由于睡眠不足或存在发作性睡病等其他神经精神疾病所致，而大多与心理因素有关。

1. 病因　本病病因较多，包括心理社会因素、精神障碍及躯体器质性疾病等。部分患者有家族遗传倾向。

2. 临床表现　本病表现为白昼睡眠时间延长，醒转时要想达到完全的觉醒状态非常困难，醒转后常有短暂意识模糊，呼吸及心率增快，常可伴有抑郁情绪。部分患者可有白天睡眠发作，发作前多有难以控制的困倦感，常影响工作、学习和生活，患者为此感到苦恼、焦虑。

3. 治疗　主要为对症治疗。首先消除发病的诱导因素，此外可适当给予中枢神经兴奋剂如利他林、苯丙胺等。药物应从小剂量开始，症状改善后及时停药。其次可辅以支持疗法和疏导疗法，以达到治疗和预防疾病的目的。

（三）睡眠-觉醒节律障碍

睡眠-觉醒节律障碍是指个体睡眠-觉醒节律与患者所在环境的社会要求和大多数人所遵循的睡眠节律不符合。

1. 病因　睡眠-觉醒节律障碍多与生活不规律，频繁调换工作班次和倒时差有关。

2. 临床表现　临床表现为睡眠-觉醒节律与所在的社会环境中大多数人的睡眠-觉醒节律不同步。在睡眠时间失眠，而在觉醒时间嗜睡，患者因为症状的存在感到苦恼，影响了正常生活，几乎每天发生，并持续一个月以上。

3. 治疗　治疗上主要是养成有规律的生活习惯，定时睡眠和调整睡眠节律。

（四）异常睡眠

异常睡眠是指存睡眠过程或觉醒过程中所发生的异常现象，包括神经系统、运动系统和认知过程的异常。《美国精神障碍诊断与统计手册》将这些异常分为三类：梦魇症、睡惊症和睡行症。其中以梦魇症的发生率最多，有近一半的人曾有过梦魇经历。

1. 病因

（1）遗传因素：家族有阳性史的较多，说明与遗传因素有一定关系。

（2）神经系统发育不完善：与大脑皮质发育迟缓有关，儿童期偶有睡行发作者，大多于青少年时期内行停止。

（3）心理因素：部分患者发病前有紧张焦虑情绪，如缺乏安全感、学习压力过大等。

2. 临床表现

（1）梦魇症：梦魇症是指在睡眠过程中被噩梦所惊醒，梦境内容通常涉及对生存、安全的恐惧事件，如被怪物追赶、攻击或是伤及自尊的事件。该症的一个显著特征是患者醒后对梦境中的恐惧内容能清晰回忆，伴有心跳加快和出汗，但患者能很快恢复定向力，处于清醒状态，部分患者难以再次入睡。有的患者一晚上会反复出现几次梦魇。由于夜间睡眠受扰，患者白天常会出现头昏、注意力不集中、易激惹等症状，使工作生活能力受到影响。有近一半的成年人曾有过梦魇经历，其中女性多于男性，在儿童中无性别差异。该症一般初发于3～6岁年龄阶段，患病率随年龄增长逐渐减少。

（2）睡惊症：睡惊症是出现在夜间的极度恐惧和惊恐发作，伴有强烈的言语、运动形式和自主神经系统的高度兴奋状态。患者表现为在睡眠中突然惊叫、哭喊、骚动或坐起，双目圆睁，表情恐惧，大汗淋漓，呼吸急促，心率增快（可达150～170次/分）；有的还伴有重复机械动作，有定向障碍，对别人的问话、劝慰无反应，历时数分钟而醒转或继续安睡。患者此时若醒转，仅能对发作过程有片断回忆，次晨完全遗忘，且无梦境体验。本病多发生于儿童，以5～7岁者为最多，至青年期消失，偶有成年病例发生。

（3）睡行症：睡行症俗称梦游症，是睡眠和觉醒现象同时存在的一种意识模糊状态。主要表现为患者在睡眠中突然起身下床徘徊数分钟至半小时，或进食、穿衣出家门等，有的口中还念念有词，但口齿欠清，常答非所问，无法交谈。患者在睡行时常表情茫然、双目凝视，难以唤醒，一般历时数分钟，少数持续0.5～1小时，继而自行上床或随地躺下入睡，次日醒后对所有经过不能回忆，若在睡行期内强行加以唤醒，患者可有短暂的意识模糊多发生于生长发育期的儿童，以11～12岁年龄段为最多。

3. 治疗　对异常睡眠的治疗包括减少发作次数和防止发作时意外事故的发生两个方面。首先向家属及患者解释该病的特点及发生原因，消除或减轻发病的诱发因素，如减少心理压力，日常生活规律，避免过度疲劳和高度紧张，养成良好的睡眠习惯，此外，某些药物如苯二氮卓类、中枢兴奋剂、小剂量的三环抗抑郁剂等对减少异常睡眠的发作有一定疗效。对睡行症患者还要保证其睡眠环境的安全性，如睡前关好门窗，收检好各种危险物品，清除障碍物等，以防患者睡行发作时外出走失或引起伤害自己及他人的事件。偶尔少数几次发作者无须治疗。发作频繁者可用苯二氮卓类药物加深睡眠。

第三节　心理因素相关生理障碍患者的护理

一、进食障碍患者的护理

（一）护理评估

1. 一般情况　评估患者生活、饮食习惯是否规律，病前体重有无异常；评估患者的生活和工作压力是否过重，有无职业因素促使患者控制体重。

2. 生理状况　重点评估生命体征、体重与身高年龄的比例、皮肤、心血管系统。

3. 心理状况　评估患者的情绪状况和有无自杀、自伤倾向。

4. 社会功能　主要评估患者人际关系状况。

5. 家庭与环境　评估与家属的关系以及家属对疾病的认识和态度。

（二）护理诊断

1. 营养失调——低于机体需要量　与限制或拒绝进食，或存在清除行为有关。

2. 营养失调——高于机体需要量　与不可控制的暴食有关。

3. 体液不足　与摄入不足或过度运动、自引吐泻行为导致消耗过大有关。

4. 应对无效　与感觉超负荷、支持系统不得力、对成长过程的变化缺乏心理准备有关。

5. 身体意向紊乱　与社会文化因素、心理因素导致对身体形象看法改变有关。

6. 活动无耐力　与饮食不当引起的能量供给不足有关。

7. 有感染的危险　与营养不良导致机体抵抗力下降有关。

8. 家庭应对无效　与家庭关系矛盾有关。

（三）护理目标

1. 恢复正常营养状况。

2. 重建正常进食行为模式。

3. 纠正体象障碍，重组导致进食障碍发生的歪曲信念。

4. 掌握可行的应对策略，预防复发。

（四）护理措施

1. 生活护理　保证营养，维持正常体重。

（1）向患者讲解低体重的危害，并解释治疗目的，以取得患者配合。

（2）评估患者达到标准体重和正常营养状态所需的热量。

（3）与营养师和患者一起制订饮食计划和体重增长计划，确定目标体重和每日应摄入的最低限度、热量以及进食时间。

（4）鼓励患者按照计划进食。如果患者严重缺乏营养又拒绝进食，在劝其进食的基础上辅以胃管鼻饲或胃肠外营养，以保证患者的必要进食量。

（5）每日定时使用固定体重计测量患者体重，并密切观察和记录患者的生命体征、出入量、心电图、实验室检查结果（电解质、酸碱度、血红蛋白等）直至以上项目指标趋于平稳为止。同时评估皮肤和黏膜的色泽、弹性和完整性。

（6）进食时和进食后严密观察患者，以防患者采取引吐、导泄等清除行为。

2. 心理护理

（1）运用认知行为治疗技术，纠正患者的体象障碍；帮助者重建正常进食行为模式；帮助患者重组导致进食障碍发生的歪曲信念。

（2）帮助患者掌握有效可行的应对策略，预防复发。

（3）其他心理问题的护理：①探明患者进食障碍背后所隐藏的情绪冲动；②注重对患者情绪反应的评估，如有无抑郁、有无自杀的危险和滥用药物的情况，根据情况进行相应的心理护理。

3. 家庭干预　家庭干预的目的是帮助家庭找到对患者疾病造成影响的不良因素并帮助家庭消除这些因素。对患者家庭进行宣教，帮助他们关注患者的病情，并鼓励家属参与家庭治疗和集体治疗，对于因家庭矛盾冲突而患病的患者，尤其有重要意义。

（五）护理评价

（1）患者能否积极主动地配合治疗和护理，并接受护理人员。

（2）患者的健康情况是否有所改善，体重是否有所增加。

（3）患者能否较正确地表达自己的感受与心理需要，对疾病是否有正确的认识。

二、睡眠与觉醒障碍患者的护理

（一）护理评估

1. 一般情况评估

（1）失眠的病因：是生理、心理还是环境因素。

（2）个人生活史：患者生活和工作的环境是否嘈杂、拥挤，生活习惯是否规律。

2. 生理状况　由于失眠患者出现面色发灰、黑眼圈、眼睑红肿、打呵欠、倦怠乏力、注意力下降等表现，从而严重影响正常的工作与学习。

3. 心理状况　由于长期失眠，患者会表现焦虑、忧郁、担心等异常情绪反应。

4. 社会状况　由于失眠患者的精神状态极差，表现工作和学习懒散，造成工作效率低或学习成绩下降，严重影响社会功能。

（二）护理诊断

1. 睡眠形态紊乱　与焦虑、躯体疾病等有关。

2. 焦虑　与对失眠的恐惧、担忧有关。

3. 恐惧　与异常睡眠引起的幻觉、梦魇有关。

4. 个人应对无效　与长期处于失眠或异常睡眠有关。

（三）护理目标

1. 对于失眠症患者重建规律、有质量的睡眠模式。

2. 对于其他睡眠障碍患者

（1）保证患者安全。

（2）减少发作次数。

（3）消除心理恐惧。

（四）护理措施

1. 安全护理和生活护理

（1）提供良好睡眠环境，如病房空气新鲜，温度及湿度适宜，安静安全。

（2）帮助患者养成良好睡眠习惯，按时入睡和起床，早睡早起。使患者认识到，睡前不宜服用刺激性的食物、饮品；不宜看紧张、刺激的电视节目；晚饭不宜吃得过饱，尿频者睡前不宜多饮水；睡前喝热牛奶、热水泡脚、洗热水澡、背部按摩、听轻音乐等可促进睡眠。

（3）鼓励患者日间参加各项活动，日间不宜卧床过久，减少日间睡眠时间。

（4）用药指导。遵医嘱指导患者按时服用镇静催眠药，可选用艾司唑仑、硝西泮、劳拉西泮等，睡前半小时服用，每种药物服用时间不应超过2周，睡眠正常后逐渐减量。

2．心理护理

（1）做好睡前心理护理，注意疏导和消除患者由失眠产生的焦虑情绪。

（2）协助患者找出失眠原因。

（3）支持性地疏导、鼓励、安慰患者，帮助患者建立一套促进睡眠的行为方式，如采取增强白天的精神和体力活动，指导患者即使瞌睡难忍也要振奋精神，坚持一切正常的日常活动，这样使机体逐渐在夜间处于休息状态。

（五）护理评价

1．患者睡眠是否改善。

2．患者对其睡眠质量是否满意。

3．患者睡眠过程中有无意外发生。

4．患者及家属对睡眠障碍的相关知识是否已了解。

🎖本章小结

1．心理因素相关生理障碍是指一组发病与心理社会因素有关，以进食、睡眠及性行为等基本生理功能异常为主的障碍。

2．合理的饮食、良好的睡眠以及性功能的正常可保证机体最基本生理需求。当人们遇到心理社会应激因素刺激，其基本生理需求得不到满足时，就会出现饮食、睡眠以及性功能方面的异常。

3．神经性厌食症的病程变异较大，有的一次发作不久即完全缓解，但更多的则是迁延多年不愈。本病的病死率高，死因主要是营养不良及其并发症。

🎖复习思考题

1．名词解释：睡眠障碍；神经性厌食。

2．失眠症患者的护理措施有哪些？

第十三章　儿童、青少年期精神障碍患者的护理

🧑‍⚕️ 学习目标

1. 掌握儿童、青少年期常见精神障碍的概念、临床表现。
2. 熟悉儿童、青少年期常见精神障碍的护理程序。
3. 了解儿童、青少年期常见精神障碍的病因、发病机制。

　　儿童、青少年期的心理发育处于迅速变化发展的阶段，容易受到外界不良因素影响而出现精神心理障碍。由于我国实行计划生育政策，儿童、青少年精神障碍的预防与治疗对个人和家庭均有着重要的意义，日益受到社会、主管部门和医疗工作者等各方面的重视。

　　本章主要介绍六种较为常见的儿童青少年期精神障碍，即儿童孤独症、精神发育迟滞、注意缺陷与多动障碍、品行障碍、抽动障碍、儿童情绪障碍。

第一节　概　　述

一、概　念

　　1. 儿童孤独症（childhood autism）　属于广泛发展障碍的一种代表类型，以不同程度的言语发育障碍、社会交往障碍、兴趣狭窄和行为方式刻板为主要特征，常伴有智力发育低下。

　　2. 精神发育迟滞（mental retardation）　是指个体在发育阶段（通常指18岁以前）精神发育迟滞或受阻。临床上表现为认知、语言、情感意志和社会化等方面的缺陷、不足，在成熟和功能水平上显著落后于同龄儿童。

　　3. 注意缺陷与多动障碍（attention deficit and hyperactivity disorder，ADHD）　简称多动症，主要表现为与年龄不相称的注意力易分散、活动过度与情绪易冲动，常伴有学习困难与品行障碍。

　　4. 品行障碍（conduct disorder）　是指儿童、青少年反复持久出现的违反与其年龄相应的社会道德规范行为准则或规则，侵犯他人或公众利益的行为障碍。

5. 抽动障碍（tic disorders） 起病于儿童时期，是以不自主的、反复的、快速的一个或多个部位的肌肉运动抽动和/或发声抽动为主要特征的一组综合征。

6. 儿童情绪障碍（emotional disorders of childhood） 是起病于儿童少年时期，以焦虑、恐惧、强迫、羞怯为主要临床表现的疾病。

二、病因及发病机制

（一）生物学因素

1. 遗传因素 儿童、青少年期精神障碍与遗传的关系非常密切，常见原因有染色体畸变与基因突变，如21-三体综合征、苯丙酮尿症等会导致精神发育迟滞。而儿童孤独症、多动症等疾病则与多种基因有关，表现为家族中与患者血缘关系越近，患病率越高。

2. 器质性因素 出生时的产伤、窒息以及生长过程中的颅脑外伤、急慢性感染、中毒等均有可能导致精神障碍。

（二）社会心理因素

社会与家庭在儿童成长中有着重要而关键的作用，不良的社会、家庭因素是品行障碍最重要的原因，与儿童情绪障碍也有密切的关系。

第二节 儿童、青少年期精神障碍的临床特点

一、儿童孤独症

1. 社会交往障碍 缺乏非语言性交流行为，如眼与眼的对视、面部表情。与人无情绪交流，不能与同龄人交往。

2. 言语发育障碍 使用刻板、重复的语言或只有自己能听懂的特殊语言，严重者甚至丧失语言能力。

3. 兴趣狭窄和行为方式刻板 兴趣固定，行为刻板重复，如有的患者对旋转的物体表现出异常的关注。

二、精神发育迟滞

（一）临床表现

精神发育迟滞主要的临床特征为显著的智力发育落后。我国精神疾病诊断分类将精神发育迟滞按智能水平、适应能力缺陷程度与训练后达到的水平分为四个等级。

案例

女，13岁。

患者出生时无异常，喂养情况正常。家人称其发育迟缓，1岁前对声音缺乏反应，对周围事物没有兴趣，2岁后方学会站立与行走。7岁上小学后成绩从未及格，一直就读一年级，与同学玩耍时情绪不稳定，常出现攻击性行为。近年来个人卫生差，言语不清，脾气暴躁，经常离家出走。入院后韦氏智力测定IQ为68分。

1. 轻度　智商（IQ）50～70。生活基本能够自理；言语发育较好；情感较丰富；通过特殊教育后可达到小学文化水平，能在他人照顾下从事较简单劳动；一般无躯体畸形。

2. 中度　智商35～49。长期训练后生活部分能够自理；能理解日常简单用语、表达有限意愿但词汇贫乏；能辨认亲疏，情绪不稳定；可在指导下做简单手工劳动。

3. 重度　智商20～34。经训练能学会自己吃饭与基本卫生习惯，生活基本不能自理；言语能力损害严重，生活用语也不能理解；情感原始；不能学习与劳动。

4. 极重度　智商<20。生活完全不能自理；完全没有言语能力；不能认识亲人与周围环境；常伴有严重躯体畸形。

（二）诊断与治疗

精神发育迟滞需详细收集病史，进行全面体格检查与实验室检查，采用量表进行心理发育评估后方可确诊，做出诊断需具备智商低于70、个人生活能力和履行社会职责有明显缺陷、起病于18岁以前这三个条件。

本病治疗较为困难，婚前检查、孕期保健与遗传咨询是预防的重要措施。

精神发育迟滞一旦发生，少数病因明确的患儿采取病因治疗，可防止疾病加重。大多数患儿尚无特效药物治疗，主要采取对症治疗与特殊教育训练，减少残疾，提高其生活自理能力和生存能力。

三、注意缺陷与多动障碍

（一）临床表现

1. 活动过度　与年龄不相称的活动过多。

2. 注意易分散　由于不能过滤无关的刺激，注意力集中短暂、易分散。

3. 情绪易冲动　缺乏克制力，冲动任性，以致破坏物品或伤人。

4. 学习困难与品行障碍　大部分患者具有知觉活动障碍以及诵读、书写或语言表达等方面的障碍。部分患者伴有品行障碍。

（二）诊断与治疗

患者通常于7岁前起病，出现明显的不分场合的注意易分散与活动过度，持续6个月以上，并对社会功能产生不良影响，排除器质性精神障碍、精神发育迟滞、药物副反应与广泛性发育障碍等疾病后，即可诊断。

认知行为治疗、特殊教育、社会化技能训练、躯体训练、父母管理训练与药物治疗是注意缺陷与多动障碍常用的主要治疗方法，通常多种疗法联合使用，预后较为乐观。

四、品行障碍

1．反社会行为　是品行障碍的主要表现，包括说谎、逃学、打架与偷窃、强奸、抢劫、纵火等不符合道德规范及社会准则的行为。

2．攻击性行为　如故意破坏他人财物、虐待弱小、参与斗殴等，男性多表现为躯体性攻击，女性以言语性攻击居多。

3．对立违抗行为　对成人、特别是家长表现出明显的不服从、违抗或挑衅行为，多见于年龄较小的患者。

五、抽动障碍

（一）临床表现

突发、快速、不可自控、反复的肌肉运动，可出现在身体任何部位，通常首发于头面部。如皱眉、眨眼、噘嘴、摆头、耸肩、跺脚等。

临床上主要有三种类型：一过性抽动障碍、慢性抽动障碍、抽动秽语综合征。其中一过性抽动障碍最为常见。

（二）诊断与治疗

抽动障碍多起病于儿童期，表现为无目的的单一或多部位运动抽动和/或发声抽动，排除神经系统疾病、肝豆状核变性、药源性不自主运动与锥体外系病变等疾病后，即可诊断。

症状轻微者以适当休息、端正心态、避免紧张刺激为主要处理方式。慢性抽动障碍与抽动秽语综合征可采用药物治疗，首选氟哌啶醇，也可采用硫必利、可乐定等药物治疗。

六、儿童情绪障碍

1．焦虑状态　以过分担心发生威胁自己或家庭主要成员的事件为主要表现，而这些事件往往是缺乏依据或发生概率非常小的。常见类型有分离性焦虑障碍，患者与父母或抚养人分开时即出现焦虑与躯体生理反应。

2．抑郁状态　患者表现为悲哀、烦恼、痛苦，言语和活动减少。由于儿童语言表达能力的限制，常出现食欲下降、体重减轻、经常哭泣且不易安抚、睡眠不安或遗尿。

3．恐惧状态　对一些平时并不构成威胁的物体、对象或情境产生过分的恐惧。如害怕昆虫、黑暗、雷声、上学、被人注视等。

4. 强迫状态　与成人强迫症表现类似，常见有强迫性检查、强迫性计数等症状，并伴有相应的仪式动作。

≡ 知识链接

　　从2008年起，每年的4月2日被联合国确定为世界自闭症日，以提高人们对自闭症的认识和关注。自闭症又称孤独症，是20世纪40年代才通过临床研究确认的，目前病因尚未确定，有遗传、器质性损伤、免疫系统缺陷等十多种观点。自闭症的症状常出现在3岁以前。本病目前以药物治疗、心理治疗、教育训练等综合治疗为主，虽无法彻底治愈，但"早发现、早诊断、早治疗"有助于改善患者的社会功能。

第三节　儿童、青少年期精神障碍患者的护理

一、护理评估

1. 患者的一般情况如外表、行为方式等。
2. 患者的生理发育情况。
3. 患者的认知功能如智力、记忆力、注意力等。
4. 患者的社会功能。
5. 患者的既往史如发热、昏迷、药物过敏、感染、躯体或中枢神经系统疾病等。
6. 与疾病相关的实验室检查结果。
7. 患者的家族史。
8. 患者的家庭与社会支持系统。

二、护理诊断

1. 社交障碍　与智力低下有关，与患者冲动任性伤人毁物有关。
2. 语言沟通障碍　与语言能力发育差有关。
3. 有受伤的危险　与智力低下有关。
4. 生活自理缺陷　与智力低下有关。
5. 有暴力的危险　与情绪障碍有关。
6. 焦虑　与担心和亲人分离有关。
7. 父母角色冲突　与家人缺乏疾病知识有关，与患者需要照顾增多有关，与对立性

违抗有关。

三、护理目标

1. 患者不伤害自己或他人。
2. 患者的认知功能增强。
3. 患者的情绪稳定。
4. 患者社会功能改善：自理、学习与语言沟通能力增强。

四、护理措施

1. 生活护理　提供安静舒适的生活环境。根据患者的实际情况进行教育与训练，尽可能培养患者在进食、卫生等方面的生活自理能力。
2. 安全护理　提供安全的环境，管理好患者周围的危险物品与设施。密切观察患者病情变化，避免发生危害健康的行为。
3. 心理护理　与患者建立互信互爱的良好护患关系，取得患者及其家属的配合。根据儿童的心理特点与疾病的特征，采取适宜的沟通方式，帮助患者进行治疗。
4. 用药护理　注意观察患者服药后的治疗效果与不良反应，及时反馈给医生，并进行记录。
5. 健康教育　主要做好家长的教育工作，帮助其了解疾病的症状特点与治疗方法，树立正确的心态和恰当的目标，掌握教育患者的知识与技巧。

五、护理评价

评价通过实施上述护理措施，是否达到护理目标。患者的生理、心理与社会功能是否得到改善。

本章小结

1. 儿童少年期的心理发育处于变化发展迅速的阶段，容易受到外界不良因素影响而出现精神障碍。其中有些障碍可以随着患儿的成长缓解。
2. 较为常见的儿童青少年期精神障碍主要包括儿童孤独症、精神发育迟滞、注意缺陷与多动障碍、品行障碍、抽动障碍、儿童情绪障碍。

复习思考题

1. 名词解释：精神发育迟滞。

2. 患者，女，6岁，因持续一年多情绪低落，经常无故哭泣、自伤，家属送其住院治疗，住院期间，最重要的护理措施是（　　）。

  A. 生活护理   B. 安全护理   C. 语言训练

  D. 睡眠护理   E. 用药护理

3. 患者，男，7岁，诊断为"分离性焦虑"，下列（　　）不会是该患者的表现。

  A. 担心母亲遭遇车祸   B. 担心母亲被绑架   C. 不愿意去上学

  D. 喜欢与同学讲话、玩耍   E. 上学路上出现恶心、呕吐

4. 注意缺陷与多动障碍的主要临床表现有哪些？

5. 儿童孤独症的主要临床表现有哪些？

第十四章 精神障碍患者的社区护理

🧑‍⚕️ 学习目标

1. 掌握社区精神卫生护理的特点和工作范围。
2. 熟悉精神障碍患者家庭护理、社区护理的任务及概况。
3. 了解社区精神障碍护理特点及社区精神卫生护理要求。

第一节 概　述

一、概念

社区一词有多种解释。我国著名社会学家费孝通将社区定义为：若干社会群体（家族或氏族）或社会组织（机关或团体）聚集在某一地域里所形成的一个生活上相互关联的大集体。美国学者戈派格认为：社区是以地域为基础的实体，由正式和非正式的组织、机构或群体等社会系统组成，彼此依赖，行使社会功能。综上所述，社区是指一定地域内具有某些共同特征的人群在社会生活中所形成的共同体。

社区人群具有三个基本特点：一是按地域组织起来的人群；二是这群人不同程度地生活在同一块土地上；三是这群人都生活在相互依赖的关系中。

"社区护理"一词由美国的露丝·依思曼在1970年首次提出。美国护士协会（ANA）认为，社区护理是通过健康教育和整体的途径，对社区中个体、家庭、人群实施健康管理、计划、协调以及连续性护理。社区护理以健康为中心，以社区人群为服务对象，以促进和维护社区内个人、家庭及人群的健康为主要目标。

二、精神障碍患者的社区护理任务

社区精神障碍患者的护理是社区精神卫生工作的一个重要方面，是应用社会精神病学、流行精神病学、精神障碍护理学、社区护理学及预防医学和其他行为科学的理论和技术，对一定地域人口中的精神障碍进行预防、治疗、康复和社会适应的指导及管理。

其主要任务是：①减少不良社会刺激，预防精神障碍的发生；②提高社区人群的精神卫生健康水平，增强抵御不良刺激的能力；③完善精神卫生服务体系，为社会人群提供优质的精神卫生保健；④早期发现，及时治疗和护理，避免问题严重化；⑤力争使患者的社会生活功能得到最大恢复，提高其自理能力和生活质量。

第二节　精神障碍患者的社区护理工作特点及要求

一、社区精神障碍患者特点和护理特点

（一）社区精神障碍患者特点

社区人群中可能会出现各类精神心理问题，且早期的精神心理问题不容易发现，呈现多样性和隐蔽性。精神疾病的主要矛盾并非身体虚弱，早期表现为异常的精神活动，而后期由于长期住院和家庭休养导致社会功能的退化，而使患者丧失与社会环境的接触，难以获取外界的信息，工作能力退化，失去或减少经济收入；失去与朋友、同事、亲友的情感联系，感到孤独；觉得自己是社会和家庭的包袱，感到自卑、自责，有时因此出现自杀和自暴自弃，失去社会和家庭最起码的尊重，影响婚姻和家庭智能，导致更高的疾病复发率。

（二）社区精神障碍护理特点

1. 以群体为服务对象，实施全面精神卫生服务　在各城、乡社区中设置精神卫生保健机构，便于患者就医以及开展社区、家庭护理。通过在社区中的观察和调查，能及早发现精神障碍患者，以及对一些早期精神心理问题的人群给予帮助，还能对社区群众进行心理卫生知识的健康教育，以增强人群的心理健康。

2. 提供系统性、持续性的服务　社区卫生服务内容包括门诊、急诊、住院、康复、社区访视、咨询、转介等，对患者的服务从入院前的评估到住院的治疗，再到出院后的随访和康复治疗，形成连续性的医疗护理服务，能满足患者、家庭不同的需求。

3. 防治结合、多学科结合的服务　重视精神障碍的预防工作，贯彻三级预防观（一级预防：预防精神障碍的发生；二级预防：及时发现和治疗；三级预防：促进慢性精神障碍患者的康复，减少残疾的发生）。针对社区不同的群体开展健康教育、心理咨询、家庭治疗和危机干预等。社区精神卫生服务队伍一般由精神科医师、护士、社会工作者、心理学家、康复治疗师等组成，分工协作，提供全面治疗和康复服务。

4. 充分利用有效的资源，促进全面康复　社区卫生服务只有充分利用社区与精神心理卫生密切相关的力量和资源，如各基层医疗保健机构、行政机构、公安机构、学校、群众性团体及患者单位、家庭等。强调群众的参与性，充分调动患者和家庭成员积极参与，在专业人员的指导下，争取实现患者的全面康复，使其真正回归社会。

二、社区精神卫生护理工作范围和要求

精神障碍护理学的发展是随着精神医学的进步及社会的变迁而逐步演进的。当前精神病学发展的趋势是把探讨精神疾病的有关社会因素与预防和治疗精神疾病的社会措施相结合，采用各种方法来预防、治疗和护理这些疾病。这种发展趋势，势必会促进精神障碍的社区护理，使精神障碍的护理服务从对精神疾病的防治扩大到精神卫生保健服务。根据预防保健的要求，社区精神障碍的护理工作范围和要求如下。

（一）一级预防保健工作中精神障碍护理服务的范围及特点

一级预防为病因学预防，是在发病前采取措施，从病因上预防危险因素，防止精神健康问题的发生。护理服务对象是心理健康者，即精神障碍、心理问题发生前的人群。护理目标是预防精神疾病、心理障碍的发生。此级预防中社区护士的服务范围如下：

1. 增进精神健康的保健工作　大力宣传保持精神健康、情绪稳定的重要意义，将预防、保健、诊疗、护理、康复、健康教育融为一体；加强社区服务对象自我精神健康的保健；开展心理、社会及环境精神卫生工作；为服务对象创造良好的工作和劳动条件；注意营养及科学的生活方式等。

2. 特殊防护和预防工作　积极开展疾病监测、预防工作，减少各种精神障碍的发生，减少心理因素导致的各种精神障碍，提高个体及家庭成员的适应能力，对高危人群进行重点防护。

3. 健康教育及心理咨询　加强各生理阶段的精神卫生指导，注重从青春期到老年期的心理卫生教育；培养个体的应激及适应能力；各综合医院、精神卫生专科医院应开展各阶段的精神卫生、心理咨询工作，如青少年心理咨询、高危儿童咨询、家庭咨询、婚姻咨询、父母咨询等；还应为某些教育者、社会方案制定者开设咨询服务。

（二）二级预防保健工作中精神障碍护理服务的范围及特点

二级预防又称临床前期预防，此期为疾病发生前或发展期的护理工作。即早期发现、早期诊断、早期处理精神卫生健康问题，阻断精神疾病的发展。护理服务对象是精神健康危害发生前及发病早期的患者。护理目标是照护问题家庭、社会心理因素引起情绪障碍患者及急性期重度精神障碍患者。此级预防中社区护士的服务范围如下：

1. 定期对社区居民进行精神健康的检查

（1）定期对社区居民进行精神检查，确认引起精神障碍的危险因素和相关因素。

（2）指导居民按社区护士的要求进行自我精神健康的评估。

（3）早期发现精神疾病边缘状态者及精神障碍者。

（4）主动和住院医生联系、协作，联系会诊、转诊，及时给予治疗及护理，使服务对象早日返回家庭及社区。

2. 重点护理患有精神障碍的患者

（1）在家中的患者：社区护士要根据症状的严重程度联系会诊、转诊，指导患者及时就诊、明确诊断、接受治疗。

（2）假出院或出院的患者：社区护士要定期进行家庭访视，提供精神卫生咨询及相应的护理干预，指导患者坚持治疗、合理用药。

（3）教会家庭成员观察病情变化，防止暴力行为及意外事件发生，并教会应对措施。

（4）为家庭成员提供预防精神障碍发生、缓解情绪障碍的一般医疗常识。

3．对问题家庭要宣传精神卫生知识

（1）帮助家庭成员分析问题的症结，寻求解决问题的途径，共同制定情绪宣泄的方法。

（2）与有关部门协作，争取社会支持系统的帮助，减少疾病发生的危险因素。

（三）三级预防保健工作中精神障碍护理服务的范围及特点

三级预防即临床恶化期预防，是对临床期及康复期患者采取各种治疗和康复措施，以防止病情恶化、防止残疾出现的一种长期照护，是对精神障碍患者的连续性护理活动。护理服务对象是康复期和需要长期照顾的患者，如精神障碍后期、慢性和康复期的精神障碍患者。

护理目标是帮助患者最大限度地恢复社会功能，指导患者正确对待所患疾病，协助患者减轻痛苦，提高生活质量。社区护士需要定期家庭访视，督促患者按时服药，鼓励患者在力所能及的情况下参与家务劳动或社会活动，以帮助患者恢复社会功能，延缓人格衰退。此级预防中社区护士的服务范围如下：

1．巩固治疗、防止疾病恶化　做到患者在家庭、社会生活中能够继续进行治疗，对慢性精神障碍或老年患者，社区护士要定期进行家庭访视，指导患者坚持治疗，督促患者按时按量服药，给予患者心理及精神上的支持。必要时，与社区行政主管部门联系，解决其实际困难，为患者创造良好的治疗及生活环境，使患者情绪稳定，配合疾病的治疗和康复训练，提高生命质量，延缓衰退。

2．预防残疾　社区护士在实施护理过程中应尽可能采取适当措施以减轻病残发生，使患者最大程度地恢复自理能力及社会功能，预防疾病复发，减少后遗症及并发症。

3．康复护理　坚持做好康复护理工作，使患者早日恢复家庭生活，早日回归社会。社区护士对本区患者实行终身健康服务并协助建立各种工娱治疗站、作业站、娱乐站，对患者进行生活自理、生活技能和职业技能的训练，帮助患者与家人、社会成员建立良好的人际关系，同时增设健康教育、精神康复、疾病咨询等服务内容。

4．做好管理工作　包括做好康复之家、患者公寓、环境设置、设施装备、医疗护理文书书写等医疗机构的管理工作，帮助患者充分享受社会生活，从而预防疾病复发，减轻医院及家庭负担。同时应用专业知识，分析社区服务对象的精神健康问题，针对个体不同情况，制定出比较完善的社区护理管理条例及制度，使患者在家中及在社区都能得到优质的服务。

（四）社区精神障碍护理的要求

社区精神障碍护理不能仅限于对个体的早期诊治和康复，更重要的是要向整个社区开展精神卫生服务，减少精神障碍发生的诱发因素，为社区居民提供精神卫生宣教、咨询、治疗与预防等服务。目前实施社区精神障碍护理的具体要求如下：

1. 政策支持　国家要为精神障碍防治和社区精神卫生服务进行立法、财政和保护精神障碍患者合法权益的政策支持，如通过制定一定政策和法规来实现和维护精神障碍患者的住房、社会福利、劳动和就业、教育、司法及人权保护等。2013年5月1日，新精神卫生法正式开始实施，这将大大促进社区精神障碍护理事业的蓬勃发展。

2. 完善的组织管理　社区卫生行政管理部门要根据社区的实际情况，统一组织和管理，充分调动居民参与的积极性，通过协调和利用社区已有的资源，如社区卫生服务站（中心）、民间组织、志愿者、慈善机构、各级政府机构、患者工作单位和家庭等，建立管理完善、机制灵活高效的社区精神障碍护理体系。

3. 多部门、多方位人员合作　一般需要卫生、民政、公安、残疾人联合会及其他相关部门的通力合作才能确保社区精神障碍护理工作的顺利进行。

4. 提供系统、持续性的服务　精神障碍患者所需的社区护理涉及精神卫生的各个方面，既包括用药指导，也包括精神障碍的预防、健康教育、康复训练、转诊、心理咨询等，只有系统、持续性地进行跟踪护理，才能将精神障碍患者给家庭、社会带来的损失和危害降低到最低水平，提高其生活质量。

三、精神障碍患者家庭护理

家庭是个体生存、生活的主要场所，也是患者最重要的支持系统之一。家庭的稳定、和睦以及家庭成员心理状况、护理技巧的好坏是提供良好支持的重要条件。精神障碍患者的家庭护理是以家庭系统为单位，对家庭实施指导和护理的过程，其宗旨是借助家庭内沟通与互动方式的改变，以协助患者更好地适应其生存空间。

1. 对家庭的评估

（1）家庭结构的评估：评估家庭的类型以及发展阶段，家庭成员之间的角色、沟通、价值、责任与权力等家庭内部的关系，了解家庭系统的运转模式。

（2）家庭功能的评估：了解家庭功能是否健全，能否提供患者生存、成长与发展所需的生理、心理和社会方面的基本需要。

（3）家庭环境的评估：包括内部心理社会环境和外部生活生存环境，主要涉及家庭对疾病和治疗护理的态度如何，有无不正确的认知和偏见，家庭的教养方式如何，家庭有无现存的或潜在的矛盾和危机，以及家属是否具有观察病情和照顾患者的能力等。

（4）家庭成员的健康状况：家庭的其他成员有无精神的或躯体的健康问题。

2. 护理内容

（1）日常生活的护理。

①个人卫生和生活自理：让家属督促或协助患者做好个人卫生，如穿衣、洗脸、梳头、沐浴及洗衣等，这样可克服患者的懒散、终日卧床等问题，也可增进患者的自我价值感、自我控制感。

②饮食与排泄：保证患者的进食量及营养，避免暴饮暴食，不饮浓茶、不吸烟，对吞咽有困难者，应缓慢进食；多吃蔬菜、水果，多喝水，适当活动以预防便秘的出现。

③睡眠：创造良好的睡眠环境，避免噪声和强光的刺激；合理安排患者的休息时间，避免白天睡眠过多，晚上出现兴奋情况；睡前不喝浓茶、咖啡等，不看一些能引起患者剧烈情绪变化的影视作品；可给予一些舒缓的音乐或是做放松训练，必要时可在医生的指导下，应用镇静催眠类的药物。

④良好的居室环境：患者的居住环境应该是安全、安静、简洁、舒适的。病情稳定，无攻击性行为的，最好与家人住在一起，切忌不要独居或关锁，以免增加患者的精神压力，加重其精神症状和病情。电灯应安装于高处，线路隐蔽。保证患者居住的室内安全，不可放置可能造成自伤或伤人的危险物品，如刀、剪、绳、玻璃、农药、铁锤等，并加强防范。

（2）安全的护理：患者的行为易受精神症状的影响而出现攻击性或自伤自杀等安全问题，家庭成员应密切观察病情变化。既要防患者自杀又要防止其伤害别人，一旦发现一些先兆，立即采取有效措施予以24小时监护，必要时可求助医院。

（3）用药的护理：精神障碍患者病情的复发及加重和用药有着密切关系，如果患者能坚持正确服药，病情是可以稳定并得到有效控制的，但患者往往受很多因素的影响而出现随意停药、增药或减药、漏服等导致病情复发，有自杀意念的患者还可出现藏药顿服，以达到自杀的目的。因此，护理人员应教会家属有关药物治疗的知识，加强对患者用药的督促和管理，对患者进行健康教育，使其认识到正确用药的意义，提高其服药依从性。家庭成员应观察患者用药后的不良反应，换药或增减药物一定要在医生的指导下完成。

（4）特殊症状的护理：患者在家中进行休养，需要护理人员以及家庭成员的尊重和理解，给患者一个良好的休养环境，否则，患者会在一些心理刺激和精神压力下，症状复发或加重，如患者兴奋躁动、行为紊乱，出现攻击和暴力行为、自杀自伤及外走、妄想、淡漠、幻听等。护理人员应用相关的知识和技能予以护理，并且教会家属对患者的症状采取有效的护理措施。

（5）心理护理：精神障碍患者回到家庭中，虽能和家人生活在一起，享受家庭的温暖，但由于自身对疾病的认识和社会的一些偏见，往往又感到很大的心理压力，无法面对现实。护理人员和家属应对患者进行心理疏导，尊重、理解、关心患者，给予其表达情感的机会，教会其一些心理应对技巧，使患者学会用积极的态度面对疾病，从而克服心理危机。

（6）观察病情：观察病情是家庭护理的重要内容，护理人员在随访的过程中应注意观察患者的日常生活状况、饮食、睡眠、排泄状况，用药情况，情绪情感以及对疾病的认识情况（自知力是否完好），患者的社会功能如学习、工作、社会交往情况。在与患者的沟通中，注意观察其有无精神症状的复现，有无躯体的不适等。根据观察结果判断患者有无现存的或潜在的护理问题，有无病情复发的迹象，并帮助患者采取有效措施予以处理。

（7）健康教育：护理人员应向患者及其家属定期进行疾病康复知识的健康教育，使其正确认识精神障碍，获得疾病治疗护理的相关知识和技能，积极主动参与到自身疾病的康复中去。

3．实施方法

（1）建立良好的护患关系：护理人员首先应与患者、家属建立良好的护患关系，充分尊重每一个患者及家庭，充分调动家庭成员积极参与，尽可能利用家庭资源来应对家庭中出现的问题。

（2）定期家庭随访与指导：家庭访视是家庭护理的主要方法，通过到家庭访视，观察患者病情、用药情况及家庭环境等，进一步做好患者和家庭的护理评估，特别注意评估家庭护理的效果；对患者和家属进行指导和健康教育；重视患者和家庭成员的参与性，与家属讨论制订患者的康复计划；督促康复治疗计划的实施。

（3）直接提供治疗和护理：护理人员可以利用家庭访视的机会，对患者提供直接的护理，如个人卫生、饮食、休息、睡眠以及心理护理等。当患者病情出现异常或是出现家庭危机事件时，护理人员应及时予以协助和处理，以确保患者和家庭成员的安全。

4．注意事项

（1）护理人员应与家属共同合作照顾和治疗患者，帮助其家庭面对问题，共同分担照顾的责任与压力，使家庭的支持系统更加完整而巩固。

（2）在家庭护理过程中，应注意充分利用社区和家庭的资源，并和其他专业人员联系与合作，如精神科医师、心理治疗师、康复医师、社会工作者等，共同促进患者的康复。

（3）家庭如果出现意外如患者受症状的影响发生冲动、伤人、自杀、自伤或木僵状态时，应及时送至医院治疗或住院。

（4）注意家庭中其他人员有无因面对压力而出现的精神困扰或适应不良问题，必要时协助就医。

🔖 本章小结

1．社区精神障碍患者的护理是社区精神卫生工作的一个重要内容，是应用社会精神病学、流行精神病学、精神障碍护理学、社区护理学及预防医学和其他行为科学的理论和技术，对一定地域人口中的精神障碍患者进行预防、治疗、康复和社会适应的指导及管理。

2．社区精神卫生护理工作范围包括一、二、三级预防保健工作。一级预防，为病因学预防；二级预防又称临床前期预防，为疾病发生前或发展期的护理工作；三级预防即临床恶化期预防，是对临床期及康复期患者采取各种治疗和康复措施。

3．精神障碍患者家庭护理措施：日常生活护理、安全护理、用药护理、特殊症状的护理、心理护理、观察病情、健康教育。

🔖 复习思考题

1．简述社区精神障碍患者的特点及护理要求。

2．假如你是一名社区家庭护士，如何对一个家庭中的精神障碍患者进行护理？

参考文献 Reference Documentation ●••

［1］郭延庆．精神障碍护理学［M］．长沙：湖南科学技术出版社，2009．
［2］宋燕华．精神障碍护理学［M］．长沙：湖南科学技术出版社，2006．
［3］周意丹．精神科护理学［M］．北京：人民卫生出版社，2011．
［4］李凌江．精神科护理学［M］．北京：人民卫生出版社，2007．
［5］马风杰．精神科护理学［M］．北京：人民卫生出版社，2006．
［6］沈渔邨．精神病学［M］．北京：人民卫生出版社，2006．
［7］陈树．精神科护理学［M］．北京：中国科学技术出版社，2011．
［8］郝伟．精神病学［M］．5版．北京：人民卫生出版社，2004．
［9］覃远生．精神科护理学［M］．北京：人民卫生出版社，2004．
［10］张亚林．高级精神病学［M］．长沙：中南大学出版社，2007．